命のことだま

inochi no kotodama／mizue iwasaki

岩崎瑞枝

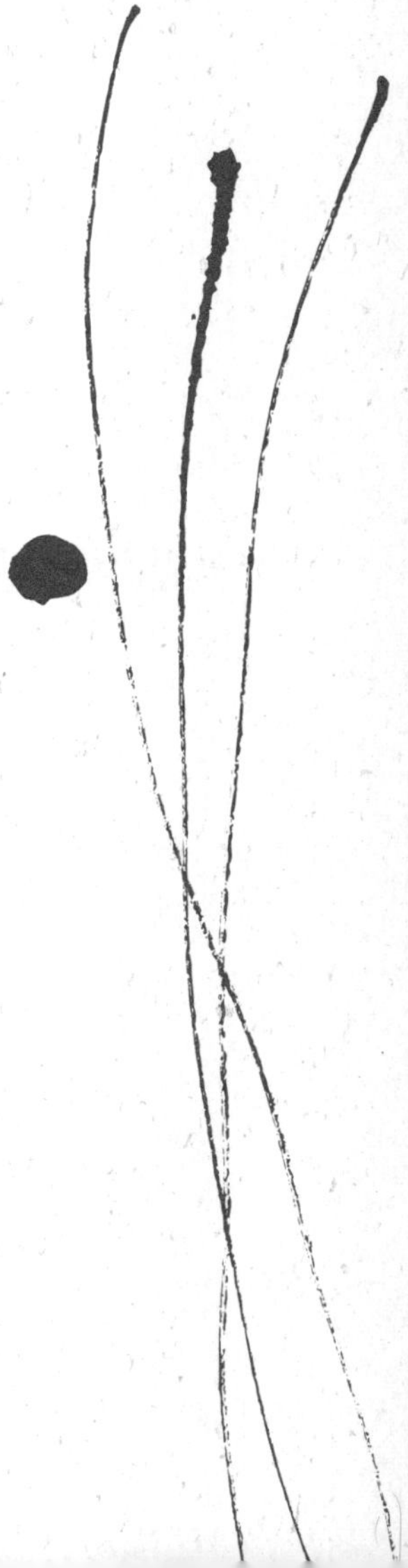

海鳥社

装幀・装画／矢野由紀子

渇きを癒す一滴の水

医療法人堂園メディカルハウス院長
堂園晴彦

マザーテレサは結核に罹り、療養所に行くためにプラットホームで汽車を待っている時、イエスの声をはっきりと聞いた。

「I thirst！（私は渇いている）」

という言葉だった。この言葉を聞き、マザーテレサは修道院を出て、市井で貧しい人のために働くことを決意したのだった。

「I thirst」は、マザーテレサの活動の根幹であり、原点である。

最近、患者さんを診察したり、日本で起る色々な事件を肌で感じ、ほんの少しだけ「I thirst」の意味がわかりかけてきた。

イエスは、魂の渇いている人が街には溢れており、その人たちの心を癒す働きをするように、マザーテレサに訴えようとしたのではないだろうか。マザーテレサに、「魂の渇きを癒す一滴の水」になることを望んだのであろう。イエス・キリストがマザーテレサに伝えた「I thirst」とは、「Spiritual thirst（魂の渇き）」ではないだろうか。

最近のホスピス医療で最大の関心事はSpiritual painと表現されている痛みである。しかし、この痛みを十分理解できずにいたが、Spiritual painをSpiritual thirstと考えると、理解しやすい。近年、ＷＨＯは健康の定義の中にSpiritualな面での健康を加えた。それほどまでに、世界中の人々が魂の渇きに苦しんでいるのであろう。

ここ数年、精神的に病んだり、色々な試練に遭い、また、心に苦しみをもつ患者さんを診察しながら、「ああ、私も人も渇いている」と、何かしら感じてきた。そして、この渇きは人間だけのことでなく、家庭も、地域も、日本も、地球も渇いている。そのため、凶悪犯罪が起り、物欲主義が以前より大手を振り、地球が砂漠化しているのではないだろうかと、思った。人の心は地球環境に連動している。このことに宮沢賢治は既に五十年以上前に気付いており、「個人が幸福であるためには、地球が幸福でなければいけない」と書いている。

岩崎瑞枝さんと知り合ったのは、約十年前、「ファイナルステージを考える会」初代代表小山ムツコさんを介してである。それ以来、博多に行った時には、「ファイナルステージを考える会」のメンバーと一緒にお会いし、ホスピスケアについて色々議論した。時にはぶつかることもあった。

「命のことだま」の文章は、どのページを開いても「魂の渇き」を癒す一滴一滴の水のようである。患者さんに寄り添った者だけが書ける、オアシスのようなドキュメントである。

渇きを感じた時「命のことだま」を開くと、読者の心に春風を吹かせてくれるだろう。

平成十九年二月二十八日

命のことだま◉目次

第1章　今を生きる

第2章　生と死の螺旋

本文挿画・道下京子

命のことだま

inochi no kotodama

本書は「西日本新聞」に二〇〇〇年九月から二〇〇六年四月まで連載されたコラム「命のことだま」をもとに加筆・修正しました。

第1章

＊＊＊＊＊＊＊＊＊＊

今を生きる

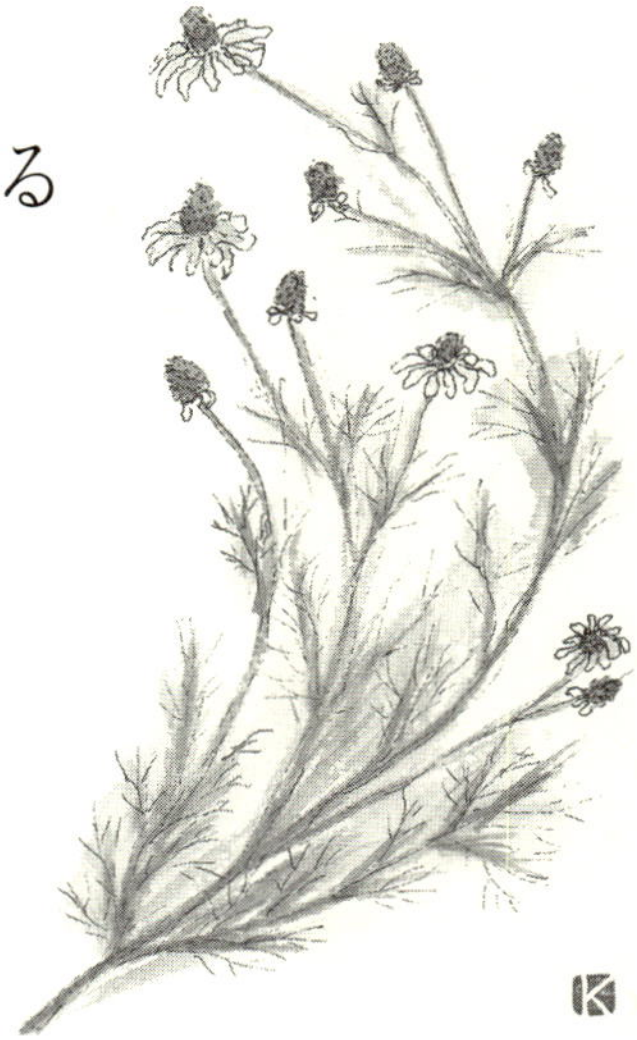

遺された生命の破片

「葬式のときに、自分の歌を流したいんです」

お会いしたとき、細くなった体をベッドに横たえながら話された、最初の言葉でした。音楽が大好きで、それも自分で歌うことが生き甲斐だったKさんが、命の終わりを感じ、具体的に考えられたことでした。じゃあ、きちんと録音しましょうということになり、レコーディングの日を決めました。

当日、奥様と一緒にスタジオに現れたのは、ベッドで一日の大半を過ごしている末期がんの患者とは別人の、気丈でダンディな紳士でした。しかし、「『無理に食べなくていいんですよ』という医師の言葉が一番ありがたかった」というほど食欲がなくなっていたKさんは、一曲を歌い終わるまで立っていることができませんでした。

そこで急遽、奥様がKさんを後ろから支えて歌ってもらうことになりました。本来は一人で入る録音室で、それぞれヘッドホンをつけたご夫婦がぴったりと寄り添って真剣にマイクに向かっている。その光景は、隣の調整室で聴いていた私たちに歌声以上のものを伝えてくれました。そして、録音は無事終了し、Kさんは自分のオリジナルＣＤを手にすることができました。

それから三週間ほどで、Ｋさんは亡くなりました。Ｋさんの願い通り、その歌声は彼を送る葬送の儀の間中、流れていました。列席した人たちは「きれいな声ねえ」「病気だとは聞いていたけれど最後にこんな歌が歌えたんだね。がんばったんだ」と、静かに流れるメロディを聴きながらつぶやいていました。亡くなったＫさんが私たちと共にいる、そんな感覚を持ちました。

数日たって、奥様からファクスが届きました。

「夫が自分の大好きな歌をＣＤに録音することができ、私に最高のプレゼントをしてくれました。毎日聴いています」

Ｋさんの、死から目をそらさなかったからこそかなった願いは、遺された人たちへのかけがえのない宝物となったようです。

伝わり合うこころ

今年（二〇〇一年）の博多山笠「追い山」は特等席で見ることができました。その場所は山笠が走る御供所通りに面したマンションの一室。前の晩から集まり、お酒を飲みながらの見物でした。

「よかやんね。みんな連れておいで。いっしょに飲んで要子のことを供養しちゃって」

と言って誘ってくれたのは徳さんでした。

徳さんは、要子さんと二人で暮らしていました。夫婦は中洲（福岡市）に店を持っており、要子さんが忙しく切り盛りしていました。

彼女の体に異変が起きたのが一年前。悪い病気でした。だんだん歩くことができなくなり、それから病状は悪くなる一方でした。

今年に入り、娘さんの結婚式が近づいても徳さんは本当のことを要子さんに伝えることができませんでした。

「結婚式には着物を着せてもらわないといけないから」

と、一所懸命車いすから立ち上がる練習をしていた要子さんも、息苦しさが日増

しに強くなった一月の中旬ごろには、

「何とか式だけには出席したいね」

と力なくつぶやくようになりました。

要子さんのもう一つの気がかりは店のことでした。毎日、店に電話をしては様子を詳しく聞き、細かい指示を出していました。「ずっと店に顔を出していないのよ」と繰り返し言う彼女のために、私たちは車いすごと彼女を店に連れていく計画を立てました。当日、きれいにマニキュアまで塗った要子さんは、なじみのお客さんが待っている店に行き、花束をたくさんもらい、おしゃべりをし、歌い、笑い、泣き、二時間あまりを自分の大事にしてきた場所で過ごしました。

ほどなくして、要子さんはベッドから起き上がることもできなくなりました。彼女の周りにはいつも徳さん、娘さん、兄弟・姉妹と、たくさんの人が集まっていました。要子さんは、皆に笑いかけ、話をしていましたが、自分の病気については尋ねませんでした。徳さんも何も言いませんでした。言葉に出さなくても、二人はお互いの思いがわかっているようでした。そして一月末、枕元に白無垢で現れた美しい花嫁姿の娘さんを見て亡くなりました。

ただ見守ることで要子さんの命を最後まで支えた徳さん。山笠が終わるころ、中洲がよく見える場所に引っ越しをしました。

こころ穏やかに

今春（二〇〇三年）、Tさんと最初に出会ったのは緩和ケア（ホスピス）病棟の入り口でした。緩和ケア病棟は、治癒が望めない悪性腫瘍などの終末期の患者さんの、痛みや不快な症状を緩和しながら、限られた時間をその人らしく生きるためのケアをするところです。

屋上まで散歩に行くということで、ボランティアの私がお供したところ、Tさんの自宅と私の実家が近いことがわかって、話が弾みました。

母の話をする私に、

「もしかして、お母さんは昭和四年生まれでは？」

と聞かれました。そうだとうなずくと、

「私もよ。女学校に通っているとき戦況が悪化してひどい生活だった」

と、その当時のことを話してくださいました。

それからは時々、Tさんの病室を訪ねました。体調はどうか、お邪魔ではないかと気にしつつ訪ねると、いつも決まって「まあ」と声を出して歓待してくれました。ドライブに行きましょうか、パーティーをしましょうか、などと持ちかける私に、Tさんは「いいですねえ」とベッドの上で笑っているだけでした。

「私はもういいんだけれど、家族が頑張ってって言うのよ」

Tさんは柔和な表情でそう言い、家族の思いがこもった飲み物や栄養剤を口に運んでいました。

九月に入り、Tさんの容体が悪化しました。いつもは行かない夕刻に病室を訪ねると、「まあ」といつもの笑顔です。「体調は」と尋ねると、にっこりされただけでした。

数日後、Tさんは亡くなりました。その知らせを受けたとき、ああ、Tさんらしい生き方をされたんだなあ、と思いました。彼女は自分の病室を、最後の日常の場所として選んだのでしょう。そして、一日一日を穏やかに暮らしていくという彼女らしさを淡々と貫いたのだと思います。

彼女が大切にしていた日常とは、あるがままを受け入れて生きることだったのでしょう。

食べること

Mさんは、肺にがんが見つかったときには、もう余命があまりないと診断されました。住み慣れた家で静かに暮らしたいと望むMさんの話し相手にでもと、私たち数人の仲間がご自宅にうかがうようになりました。

話はいつも、幸せな娘時代を過ごした台湾のこと。特に、珍しい果物やヘチマのスープの思い出は、鼻に当てた酸素チューブがずれてしまうほど、楽しそうに話されていました。私たちは、Mさんがそれを食べている姿や南国の暖かい風景、彼女の周りの人たちの笑顔を想像することができました。

ある日、水餃子が好物とのことでお土産に持っていったときのこと。おいしいを連発しながらあっという間に半分以上食されたかと思うと、急に箸を置かれ、

「一人で食べてしまうのはもったいない。息子が帰ってきたら食べさせてやりたいから、残しておくわ」

とラップをかけられてしまいました。

亡くなった今でもこのことを思い出す度、食べることと息子さんが大好きだったMさんの顔が浮かび、笑いながら涙が出ます。

「食べること」は大事な楽しみでもあり、生きる力でもあります。特に、いのちの終わりを感じている人たちにとっては、「食べる」という行為自体が生きる証しにもなります。何とか工夫して、好きなものを少しでも食べさせたいという、家族の思いをつなぐ橋の役割も果たします。固形物がのどを通らなくなった夫に、せめて大好きだったウイスキーの香りを味わってもらおうと、薄い水割りでひとかけらの氷を作っていた方もいました。

そして何よりも「食べること」で、生きてきた人生を振り返ることができます。なつかしい母の味、思い出の一杯。作る側の思いやこころ遣い、祈りが届いたとき、それはすばらしい「最後の料理」になるのかもしれません。

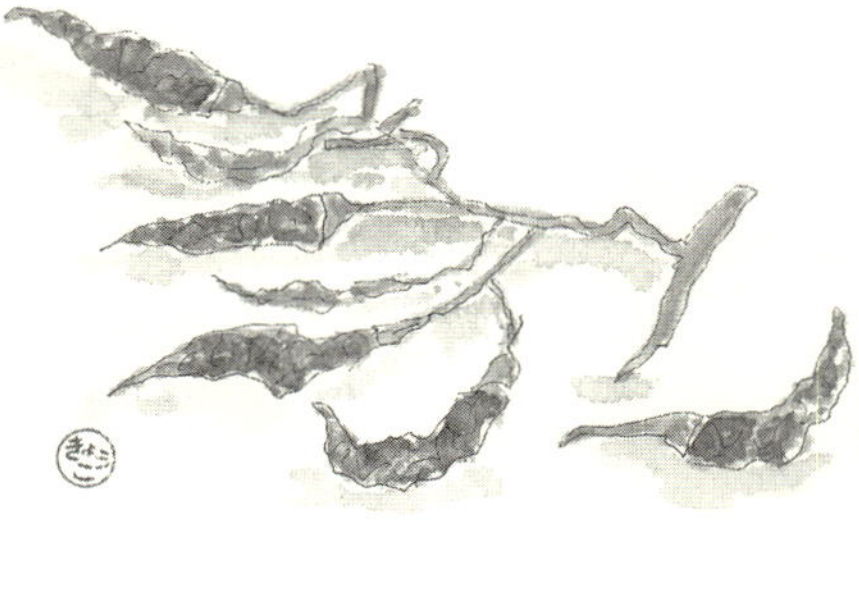

私がその桜に出合ったのは、本当に偶然の出来事でした。都合がつけば、がんの患者さんにマッサージのボランティアをしているのですが、一月のある日、Hさんのご自宅に花を買っていこうと思いたったのです。「もう桜が咲いている」と思わず店先で声を出した私に、花屋さんが「日本で一番早く咲く啓翁《けいおう》桜という桜ですよ」と教えてくれました。固いつぼみが多い枝を選んでもらいHさんの枕元に運びました。

横になっていた彼は、桜を見てちょっとびっくりしたようでした。しかしすぐに「きれいだね」とにっこり笑ってくれました。それからマッサージをして、少し話をしました。掛けている薄い布団が重いと言っていたのが気になりました。帰り際に、彼が「じゃあ」といって握手をしてくれました。部屋の暖房ですぐ開かないようにと、玄関に飾られた啓翁桜は三分咲きになっていました。

彼が亡くなったという知らせを受けたのは翌日でした。次の日の夜に弔問すると、私の顔を見て奥様が話を始められました。昨年（二〇〇五年）の早い時期に末期のがんと告知を受けていたHさんは、昨年中は何とか体調を維持していましたが、今年に入って起きているのが難しくなりました。そのころ、彼が「桜を見てから死にたい」と言うようになったそうです。数日後、何と私が桜を持参してしまったのです。彼が桜を見てびっくりしたわけが少しわかったような気がしました。そして「きれいだね」と続けた気持ちをあらためて考えました。帰り際の握手は、お別れのつもりだったのでしょうか。

がんになってみると、真剣さと深刻さの違いがよくわかる。人生を真剣に生きるということは、深刻ぶることではない。ある意味、ひょうひょうと自然に身を任せることも必要だろうし、かたくなに独立独歩の道を突き進むのではなく、人の好意を素直に受け入れ、甘えることも大切だと思える。がんが僕に教えてくれたものは大きい。

これは、Hさんが昨年末に、自叙伝を出そうと思っていると言いながら渡してくれた原稿の一節です。真剣に生きた彼の人生最後のページの登場人物として、私と桜を書き入れてくれた彼の粋な計らいに感謝しています。

その日、啓翁桜は彼の近くで満開になっていました。

この大いなるいのち

今年（二〇〇一年）一番印象に残ったのは、十月にがんの患者さんらと訪れた屋久島への旅。三十八歳で屋久島に移り住み、自給自足の生活を送りながら詩作を重ね、二年前、六十二歳で逝った詩人、山尾三省《さんせい》さんに「会う」のが目的でした。胃がんが見つかり、深く自分の命と向き合った晩年だったといいます。

病気になって父さんは／このごろ思うのだが／結局人生は／この有難うということを／心から言うためにこそ／あったのだ／有難う／ありがとう／子供たち

（「足の裏踏み」『山尾三省詩集』野草社）

かつて炭焼きたちが切り開いたという白川山《しらこやま》の山懐。旅の最終日、願いがかない、三省さんの自宅に伺うことができました。蔵書が壁を埋め尽くす部屋の奥に、静かに笑っている三省さんの写真がありました。そしてその傍らで、奥さんの春美さんが飾らない笑顔で待っていてくれました。

「三省さん、死んだらオリオンの三星《さんせい》に還るって言ってたんです。でも天上の星はあまりにも遠すぎて、まだ仰ぐことができません。だから、彼が愛した庭のヤクシマサルスベリの木や花を眺めています。生前よく三省さんが『ボクのお友達』って言ってたスイッチョという虫が家に入ってくると、子どもたちと『お父さんが会いに来てるよ』ってささやいているんですよ」

切ない春美さんの言葉のなかに、屋久島という自然のなかで、生命を慈しみ、自然を畏敬しながらも自在に万物を行き来する三省さんの存在が感じられました。もしかして三省さんは、死の床にあったときでさえ、その魂は屋久島を自在に飛びまわれていたのかもしれません。

生きることは死ぬことであるとすれば、なにに生きるかを問うことは、なにに死ぬかを問うことでもある。(略) 自分はアカマンマの花に生き、アカマンマの花に死んでよいという気持ちになっている

(『島の日々』野草社)

自然と共にあること。自然と共にくつろぐこと。その術を身につけた詩人の生き様に触れた屋久島の旅は、「生」「死」「魂」など、命の根源にかかわることを考えさせてくれました。

自然の一部として

今年（二〇〇五年）四月に開館したばかりの長崎県美術館で、星野道夫さんの写真展を見ました。アラスカを撮り続けた写真家でしたが、一九九六年にカムチャツカ半島でヒグマに襲われ、急逝してしまいました。四十三歳でした。

アラスカの厳しく、そして息をのむほど美しい自然と、星野さんが愛した動物たち。身をかがめてのぞくツンドラの世界と愛でた植物たち。自分が一生を閉じる瞬間、思い出すであろう強烈な風景と記したオーロラ……。写真展にはたくさんの作品が展示してありました。それぞれの写真のそばに、彼の心の瞬間を写したような文章が添えられていました。

人間の気持ちとは可笑しなものですね。どうしようもなく些細な日常に左右されている一方で、風の感触や初夏の気配で、こんなにも豊かになれるのですから。

（『旅をする木』文藝春秋）

身近なひとの病気や、思い通りにならない日々に悶々としていた私にとって、彼の言葉は、生き方の視点を違った角度から見せてくれたような気がしました。幸せや不幸せの感じ方は人それぞれで、その分かれ目はとても小さなことなのだと。そして、いつも大きな「幸せ枡」で自分の幸せ感を量ろうとすると、見落としてしまう幸せがあるのだと。

また、彼は語ります。

きっと人間には、ふたつの大切な自然がある。日々の暮らしの中でかかわる身近な自然（略）、そして、もうひとつは、訪れることのない遠い自然である。ただそこに在るという意識を持てるだけで、私たちに想像力という豊かさを与えてくれる。そんな遠い自然の大切さがきっとあるように思う。

（『アラスカ永遠なる生命』小学館）

私が出会った末期がんの患者さんたちのなかには、自分のいのちが残りわずかと感じるころになると、「大いなるいのち」の話をされる方がいます。自然の一部分としてひとは、生まれ死んでいくということを繰り返しながら生きていくのだと。

日々、こころ豊かに暮らす秘訣は、星野さんがいう「訪れることのない遠い自然」を感じながら暮らしていくことかもしれません。

病み得《どく》

秋も深まり、肌寒さを増しています。休日を利用して慌てて衣替えをしていたら、ふとおしゃれだったYさんのことを思い出しました。

Yさんは、乳がんから骨転移し、末期がんと告知された方でした。衣替えの季節になると、その収納の煩雑さに憂鬱になるとこぼす私に、

「私は、来年の服のことを考えなくていいから……」

と寂しそうにつぶやいていました。私たちは当たり前のように、今、しまおうとしている洋服や小物を、来年の同じ時期に身につけると思っています。しかし、余命を告げられた彼女は、近づいてくる死によって、来年という将来を失うことは既にわかっているのでしょう。

「どうせ来年は着られないんだから、新しい服はもう買わないの」

という彼女。

将来を失うということは、将来への可能性だけでなく、「今」という現在を生きる意味をも見出せなくなってしまうのかもしれません。確かに私たちは、無自覚に将来があるものと思い、その将来に向かって今を生きています。来年、庭の

隅に花壇を作ろうとか、二年後に子どもが卒業したら一緒にどこかに旅行しようとか。その展望を失ったとき、果たして今の自分に生きる意味を見出すことができるのでしょうか。

しばらくしてYさんは、周りの人たちが体調を心配するほど積極的な活動を始めました。末期のがん患者の心情や病状、そして要望を、請われれば病院や学校、イベント会場などで語り続けたのです。

「朝起きて、前の晩の雨できらきら光る緑葉を見ると、生きてるってすばらしいと思うのよ」

今、生きていることだけに感謝し、感動する言葉なのでしょう。

「『病み得』って呼ぼうかな、こんな気持ちになれたこと」

もしかしたら彼女は、過去・現在・未来という、私たちがもっている時系列の感覚を超えた時間を見つけたのかもしれません。Yさんを思い出す度に、私も、今を大切に生きているのか、立ち止まって再考してみようと思います。

やさしさの循環

Sさんが再婚後、一カ月で見つかった乳がんは残酷でした。がんそのものにもおびえた日々でしたが、それにも増して乳房を失うという喪失感は、失ったものにしかわからない、と彼女は言います。

しかし、新しい息子たちや娘との絆は深まりました。術後、一カ月で迎えた病院での大晦日には、息子たちが年越しそばを病室に運んでくれたそうです。そして、当時中学生だった娘さんから作ってもらったスポンジのおっぱいが、現在、彼女が、乳がん患者でリマンマ（人工乳房）アドバイザーとして活躍する契機になったようです。リマンマアドバイザーとは、乳がん切除後の補正用パットの採寸をしたり、おっぱいをなくした患者さんの相談にのったりする仕事です。

九州全域を飛び回る彼女が患者さんに伝える言葉――。

「ブラジャーは用がなくなったなんて悲しいことを考えないで。捨ててはダメ！　ブラジャーはいつも着けていてください。たとえ、なかに台所のスポンジを入れていたっていいんです。そうしたら背筋も伸びるし、胸をかばうことで猫背になるのも防げる。ブラジャーを着けて胸を張るということは、あなたのご主人に対する心遣いでもあるのです。今までいっぱい心配してくれた家族に対する、あなたのやさしさなのですよ」

彼女の助言で、患者さんが元気に前向きに胸を張って生きることが同じ悲しみを持つ彼女の力になり、元気の素になるのだそうです。

自分が産んだのかもしれない、と思うようになった子どもたちが成長したころ、左上部肺にがんが見つかり切除、そして三年後に左下部に再発、切除。それでもリマンマアドバイザーとして患者さんのもとへ足を運んでいます。

「病気になって、してもらうだけでは何も変わらない。自分もだれかのためになにかしようと思うことが大切。そしてそれが結局、自分のためになってるんだもんね」

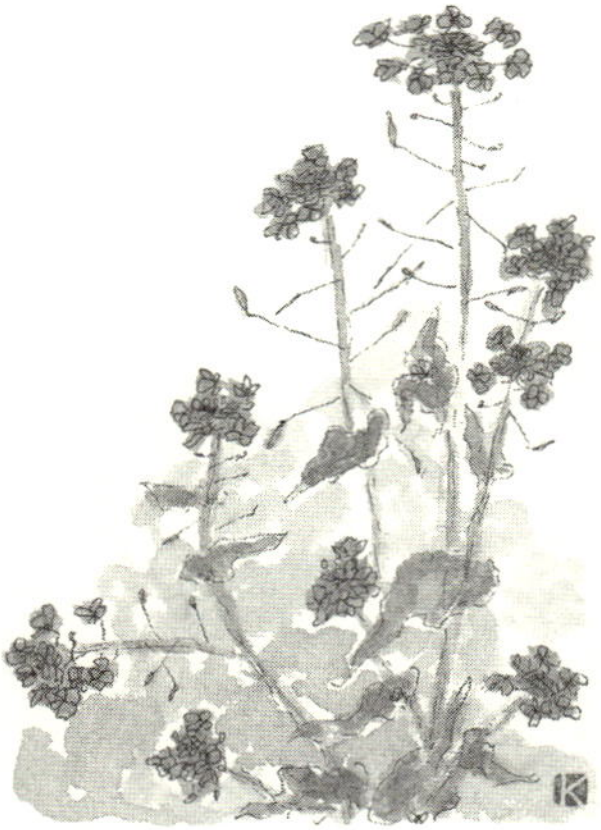

にもかかわらず笑う

　永六輔さんの講演を聞きました。妻の死を在宅でみとった話や、終末期医療のなかでの看護の仕事の大切さ、日本の介護の問題点など、話題は多岐におよびました。全体を通して「死」というストレスの多いテーマについて語られていたにもかかわらず、満員の会場は笑いで溢れ、講演が終わった後の皆さんの表情はにこやかで明るいものでした。それは、永さんの話が終始笑いとユーモアに溢れていたからでしょう。そのなかの一つ、緩和ケア病棟で永さんが患者さんに笑ってもらうときの話を紹介しましょう。

　郵便局にお孫さんたちを連れて行ったときのエピソード。最初は言いつけを守って静かにしていた小学生のお孫さんたちが、突然叫び声を上げたのだそうです。あわてて永さんが叱ると、子どもたちはポストのようなものを指さしたそうです。そこには「あなたの声を聞かせてください」と書いてありましたとさ。

　ユーモアは、人と人とを結びつける働きがあるようです。いっしょに笑うだけで、なにか温かいつながりができたように感じます。特に、命に限りがあるとわかっている患者さんたちにとって、笑いは抱えている不安や苦しみを和らげてくれるようです。永さんはそのことをご自身の体験から学ばれ、現在はボランティアで笑いを届けていらっしゃるそうです。

「死への準備教育」を提唱したA・デーケンさんは著書のなかでよくドイツのことわざを引用します。

「ユーモアとは、にもかかわらず笑うこと」

どんなに困難な状況でも、ちょっと見方を変えて自分を見て、笑うことができる内的な自由を失わないようにしようという意味のようです。これが最期まで自分らしく生きる秘訣なのかもしれません。

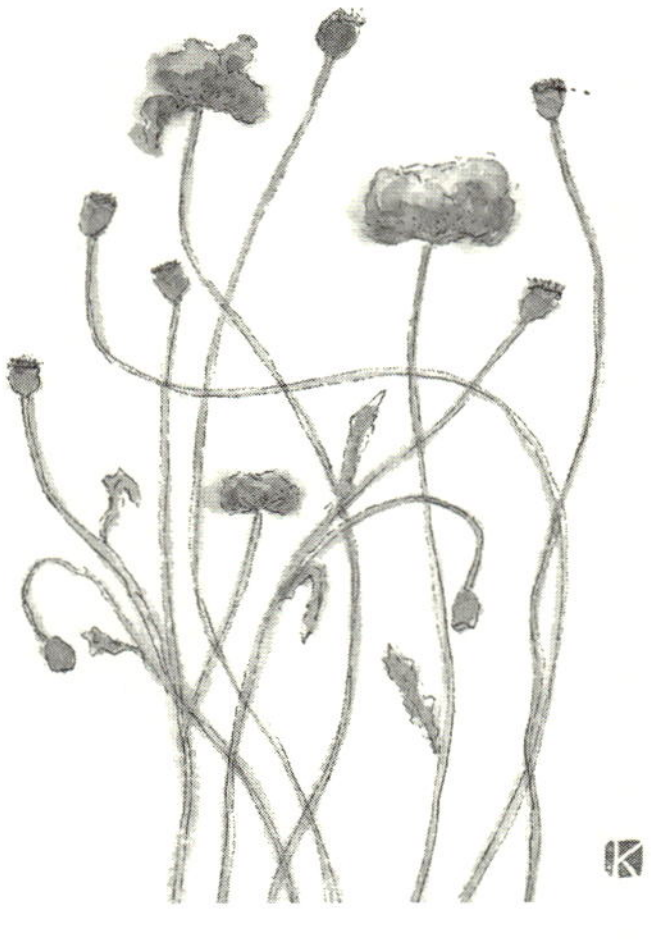

二つの誕生日

きょう七月二日は私のウン十回目の誕生日です。人生も中盤に入り、誕生日を迎える気持ちも若いころとは違ってきました。

私の友達に、誕生日を二つもっている人がいます。一つは、もちろん生まれた日。もう一つは、がんの切除手術をした日です。彼は、よくこの紙面で紹介している「ファイナルステージを考える会」をつくった故小山ムツコさんが、がんの切除手術をした人にその日付けを書き込めるバースデーカードを送り、手術日を二つ目の誕生日にしようと誘った仲間の一人です。

二回目の誕生日ができてからも、彼は病気がわかる前と同じ暮らしを続けています。以前と少し違っているのは、検査や治療を受けるために定期的に病院に通ったり、入院したりしていることです。

そして、ほかの人と大きく違っているのは、彼が自分の病気のこと、気がかりなこと、これからどうしたいのかや死ぬことなどを、きちんと家族や友人、そして職場の仲間にも説明し、話し合っていることでしょう。

どこかに所属して働いていると、その病気の症状がなかなか治りにくいものであったり、進行が速かったりすればするほど、病気であることを説明したり、病状を相談しながら働くことは憚られるようです。

病気がわかった当時、働き盛りの三十代であった彼は、悪化する症状に苦しみながらも、きちんと自分の病気を正面にとらえ、周囲に説明しながら現在まで働いています。その姿は、病気になることに不安を持つだけの私たちに、「働くこと」が「大切に生きていること」の一つの表現になることを教えてくれています。「十年先までは立てられないけれども」と前置きして、彼が語った数年先までの仕事の計画は、「今」という時間がいかに価値があるものなのかを実感した人間の、魂の作業のようでした。

今のところ、誕生日を二つもっていない私ですが、誕生日を迎える度に、一日一日を大切にしているか問いかけています。

ちょっと前から「たぬき通信」を始めました。メールでやり取りをするだけなのですが、相手は山深い村に住むたぬき和尚さん。数年前に大腸がんになり、その後、肺転移して、入院治療をしたり、寺に戻って説教をしたりの日々を送っています。毎朝メールを開けるのが楽しみで、入っているとワクワクします。

「今六時。起床の時間。入院三日めの夜が明けました。就寝九時半・起床六時という、不摂生たぬきにはむちゃな日程です（略）。それにしても、夜の長さよ。飯の待ち遠しさよ。注射の痛さよ。メールと手紙の欲しさよ。それで一日がまた始まる。入院はこの繰り返し（略）。今日もなんとかしのぎます」

「昨日の点滴はちょっとこたえた。今はなんともありません。朝から注射をされた。一番下手な看護婦さんで、猛烈に痛いのを何度もやり直してやっと打たれた。しかし、この看護婦さんは美人だ。運が良いのか悪いのか。まだ痛ぁいです」

「おはよーござーいまーす！　今日は外泊の日。もっとも許可が出ればですが。検査結果が良いようにと願っています。久しぶりの外出が今から楽しみです。朝からウキウキのたぬきなのだ。でも検査結果が悪かったら『かえれぇないいんだぁよぉ』と、ちあきなおみで寂しく歌うのだ」

たぬき和尚さんによると、抗がん剤の点滴は、ときには「のたうち耐えるだけ」なのだそうです。彼は、その点滴を何度も何度もしているうちに、じっと寝て耐えることが身についたそうです。それでも、その時々に小さな喜びや達成感をもって生を楽しんでいる様子は、メールを受け取る私までをもシアワセにしてくれます。

「生きとるぞ　君と飲みたい　秋を待つ」

そろそろ熱燗がおいしい季節になりました。

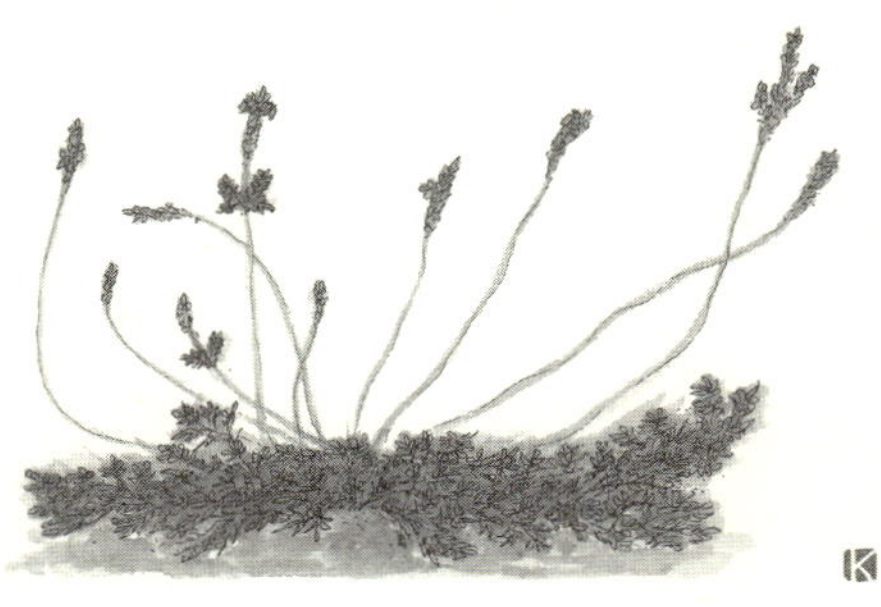

自分なりの健康を見つける

「いま健康ですか?」

と尋ねたとき、あなたはどう答えますか。

きっとその時々の状況で答えは違うのではないでしょうか。病気があっても健康だと思えるときもあるし、医学的にみて病気がなくても不健康だと感じるときがあったりするのではないでしょうか。

これは「健康」に関する考え方が、その人の人生観や価値観に密接にかかわっているからです。

このように健康の見方が多様になった現代、自分なりの健康を感じるための心理学的アプローチとして台頭してきた、新しい学問の一つが「健康心理学」です。

健康心理学の基本的な考え方は、つぎのようなものです。

まず病気の原因は生物学的、心理的、社会的要因の組み合わせにあるということ。このため病気になるということは、単に身体的変化を起す外部からの力の犠牲者になることではなく、病気の責任の一端は自分の行動にあることを認識すること。

そして、従来いわれていた、病気は心理的結果をもたらすが、心理的原因は存在しない（例・がんは不幸せをもたらすかもしれないが、気分はがんの発症や進行に関係しない）という考え方とは違い、心理的要因が結果だけではなく、病因にも関係しているということ。また、病気で生じた変化にのみ対処（治療）するのではなく、その人の「全体」とかかわること。例えば、その人が病気になるまでとっていた行動や信念、やり方を変えることが重要なのです。そうなると健康を取り戻す責任者は、まずは自分自身ということになります。

自分の健康は、自分自身がつくるものだということを健康心理学は示唆しています。そして、自分なりの健康、つまり何が自分にとって「いきいき」することなのかを探すことが、健やかなときでも病めるときでも充実した生き方へとつながっていくのでしょう。

がんにまつわる痛み

先日、「がんの痛みの上手なとり方」というテーマで、「ファイナルステージを考える会」の世話人であり、清水クリニックの院長である清水大一郎氏のお話を聴きました。

末期がんになった場合、楽に自由に過ごすための絶対条件は、まず身体的な苦痛を取り除くことなのだそうです。末期がんの患者さんの七五パーセントは強い痛みがあり、痛みを和らげる安全な方法（ＷＨＯ方式がん疼痛治療法）が確立された現在では、そのうちの約九〇パーセントの患者さんが痛みから解放されるといわれているそうです。

しかし、現実には約半数の患者さんが痛みに苦しんでいる。それは、痛み治療の主役であるモルヒネに対する誤解と、患者さんの「痛い」という訴えに医療者が十分対応していないからだと清水氏は言います。

重要な痛み治療薬であるモルヒネは、適切に使用すれば命も縮めないし、痛みが取れてぐっすり眠れ、むしろ延命効果も期待できるとのことです。医療者は、患者さんの訴えにはどんなささいなことでも真剣に耳を傾けること、痛みをよく観察し、原因や性質を繰り返し評価することが大切と話されました。そして、だからこそ、患者側も遠慮なく、率直に痛みを表現して欲しい、きちんと自分の痛みを説明できる、しっかりとした患者になってほしい、という指摘も受けました。

在宅ターミナル（終末期）ケアの実践をされている事例から、家で末期を暮らす場合の痛みのコントロール方法を紹介してくださいました。その際、身体的な痛みがどんなに緩和されても、患者さんの「痛み」がなくならないことがあるそうです。それは、「痛み」が人間関係やお金にまつわる不安や悲しみであったり、心の問題であったり、死を間近に感じたとき、生きている意味や目的を模索する苦悩などがお互いに影響し合っているからで、それ故に患者さんとその家族を包んだケアの重要性を話されました。

「痛み」は一言では括れない複雑なもので、だからこそ、痛みに苦しんでいる一人ひとりを尊重して接することの大切さを学んだお話でした。

社会生活は、人々がそれぞれにふさわしい「役割」を演ずることで営まれているとする考え方があります。このような考え方を「役割理論」と言います。人が社会のなかで、ある位置に定まると、そこに合った行動をしようとし、また周りからもそうすることを期待される。その結果、社会は安定し存続するというものです。

この考え方では、「病気」は社会の役割から外れることであり、「医療」は、その役割に戻すためのシステムとして機能しています。例えば、ひどい風邪をひいたとします。会社に連絡して欠勤することはできますが、できるだけ早く良くならなくてはならないと思い、効果的な援助（医療）を求めます。そして、治療に専念して職場に復帰しようとするのです。この行動パターンを「病人役割」といいます。

ところが、この考え方にあてはまらない人たちがいます。近い将来、死が予測される末期がんの人たちもそうです。今までもっていた社会のなかでの「役割」に戻れなくなった人たちにとって、医療がすべて効果的な援助とはいえません。

しかし、多くの末期の人たちは「病人役割」を遂行しているのが現状です。

「ファイナルステージを考える会」を立ち上げた小山ムツコさんは、乳がんから骨転移し、末期のがんと診断されてから、早々と病人としての役を降りました。病室できれいにお化粧をし、赤いマニキュアも塗っていた彼女。がんに侵され、ほとんど歩行できなかったにもかかわらず、痛み止め持参でのハワイ旅行。病人として、日々メディカルチェックを受けながらベッド上で安静にすることよりも、「生きている実感」を大切にした日々を送ることを選択した結果でした。

小山さんの生き方は、従来の医療に対して一つの提案をしているのだと思います。人はすべて、この社会に生まれてきて、そして死んでいきます。治療（治すこと）は医療の一部分であり、去っていくものに寄り添い、見送ることも医療の在り方の一つなのではないかということを。

今月は、もう小山さんの三回忌です。

最期まで自分らしく

私が所属する「ファイナルステージを考える会」は、がんの患者さんや家族を支援するボランティア団体です。毎年決めたテーマに沿って月一回、講師を招き定例会を開いてきました。発足十年を迎えた昨年（二〇〇四年）度は、一九九八年に作成・出版した『余命6カ月から読む本』（海鳥社）の内容を再考し、これからの活動のあり方を考えました。

そのために毎月、設問を変えて試みたのが会員対象の意識調査です。もし自分が末期がんになったら「告知してほしい」としたのが九四パーセントにのぼり、「本人への告知が、人生の終末期を自分らしく豊かに送るための大前提」という理解の深まりを感じます。

「末期がんになったらどこで過ごしたいか」では、「自宅」二九パーセント、「緩和ケア病棟」一八パーセント、「自宅から緩和ケア病棟」一六パーセントで、「一般病院」はわずか八パーセントでした。

末期のがん患者で、「ファイナルステージを考える会」の代表世話人だった小山ムツコさんは、生前、「ホスピス（緩和ケア病棟）というと『死にゆく場所』

というイメージがあり皆入りたがらないから、まず名前を変えたい」と言っていましたが、調査結果をみると、緩和ケア病棟への理解も少しずつ広がっている印象です。

『余命6カ月から読む本』の出版は、「まだあちらに逝けないなら、人の役に立ちそうな情報本を発行したいわね」という小山さんの言葉がきっかけでした。工夫しながらがんと付き合い、自分らしさを大切にする終末期のあり方を問いかけ続けた小山さんの思いが、この本などを通じて着実に結実しています。

ただ、意識は変わっても現実はまだまだ。現在、国内では三人に一人ががんで亡くなっていますが、がん患者が最期をどこで迎えているか、というと、在宅は六パーセント、緩和ケア病棟も三パーセントに過ぎず、ほとんどが一般病院、という厚生労働省などの調査結果（二〇〇二年度）もあります。がん患者を支える社会的な仕組みをつくっていくことがこれからの課題となるのでしょう。

「ファイナルステージを考える会」の本年度のテーマは「コミュニケーション」。患者として医師や家族らに「自分らしさをどう伝えるか」を考えていきます。

小山さんのこと

私が小山ムツコさんの名前を知ったのは、西日本新聞の夕刊に「傾聴力養成講座」の記事を見つけた一九九六年の九月でした。死を迎えることを意識している末期がん患者の話を十分に聞いて、残りの人生をどう生きたいかを患者自身に確認してもらう「末期患者の相談者」育成を目指した講座生の募集でした。

それまでの私は「がん」という言葉を聞いただけで耳を塞ぎたくなり、若いころの地獄のような時間を思い出し、体中で嫌悪していました。

若いころの地獄のような時間、それは、父親のがんが見つかったことから始まりました。父親に「余命六カ月」という診断つきの膀胱がんが見つかり緊急手術をしたのは、私が大学四年の夏でした。それから私が卒業式を迎える季節が巡ってきましたが、父は医師の診断に反して生きていました。しかし、区切られた「半年」という余命を過ぎたあたりから、父はもちろん、私たち家族は、荒れた海のなか激しくゆすぶられる小舟のように、抗がん剤の治療の成否に一喜一憂しながら「死」を恐れる毎日が続きました。結局父は、その後の二、三年を死の恐怖に怯えながら暮らしましたが、何とか無事に生きながらえることができました。しかし、そのときから私のなかでは、「がん」や「死」は忌むべきものになっていました。

そんな私にとって、他者の死の相談者になるというショッキングなフレーズは、驚きと共にその企画者である小山ムツコさんへの強烈な興味となりました。「傾聴力養成講座一期生」として初めて会った小山さんは、乳がんから骨転移し、余命六カ月と告知を受けているのにもかかわらず、自分のいのちを自在に操っているような人で、正直言って不思議な存在でした。

「人間には必ず死が訪れるのです。死を迎える前に死をちゃんと見ておいて、どういう死に方をしようとか、死に向かう前にあれをしておこうかと思うことで、今生きていることがもっと深い意味を持ってくるのです」

彼女の言葉をきっかけに、避けていた「死」にピントを合わせることを始めました。そのころ私は、三十代の後半になっていました。不思議な存在だけれど魅力的な小山さんの傍で、死を迎える準備をしている人の話を聴くことはもちろん、自分の専門としている社会学のフィールドを「教育」から「医療」へシフトし、少しずつ学んでいこうと考え始めました。また、小山さんが社会的活動の基盤においていた「ファイナルステージを考える会」の活動も手伝うようになりました。

余命告知を受けてから七年半後、小山さんが亡くなりました。亡くなってからわかったのは、彼女が花を咲かせ実らせたもののいくつかの種を私にも分けてくれていたということでした。その種を、試行錯誤しながら、植木鉢に植え、水をやって育てたものが、今私が大切に思っている考え方や活動になっているのでしょう。「ハウトケア」、「SP（模擬患者活動）」、「病児保育」、「死への準備教育（いのちの教育研究会）」、「家族ケア・グリーフ（悲嘆）ケア（麦の会・ひまわりの会・なごみの会）」。

小山さんに出会えたことを感謝します。

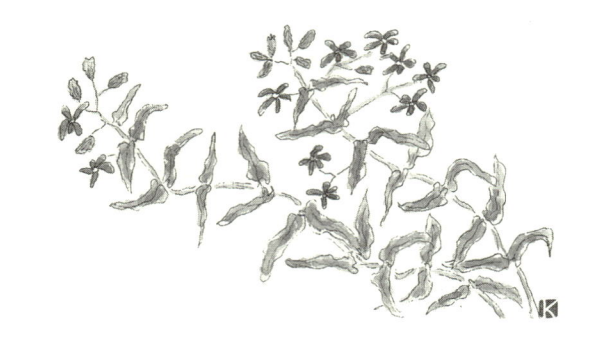

第2章

＊＊＊＊＊＊＊＊＊＊

生と死の螺旋

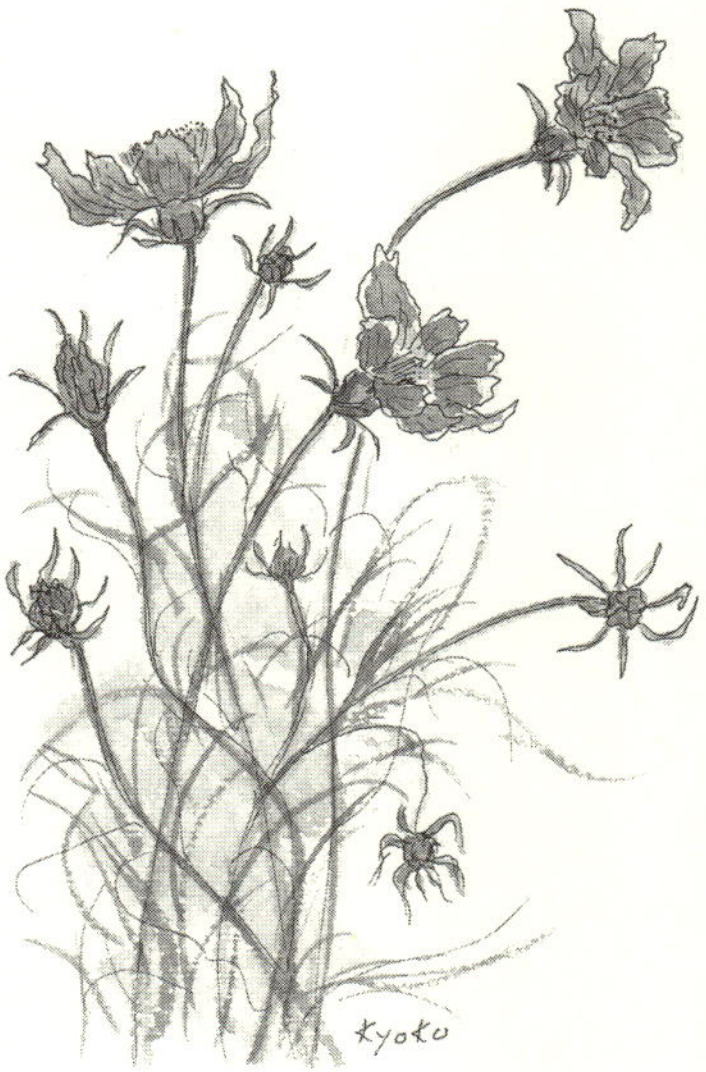

子どもたちは日ごろ、さまざまな「死」に出合っています。

五歳の男の子が飼っていたシマリスが死にました。かわいがっていたのでしばらく泣いていましたが、家族で話し合って庭に埋めることにしました。いざ埋めようとしたとき、男の子が、

「顔は土の上に出してあげないと苦しいよ」

と言ったそうです。そこで父親が、

「死んだのだから苦しくないよ。それに顔だけ出していると猫にかまれるかもしれないしね」

と言って埋めました。翌日、埋めた場所には小さなカゴが置いてあり、そのなかにシマリスの顔が出ていたそうです。

この子はシマリスの死を体験しました。その「死」は、動かなくなることであったり、ただ眠っているだけでしばらくしたら元に戻る、帰ってくるものと思っ

たようです。「死んだら苦しくない」の説明よりも、「ネコにかまれる」ことの方が気になり、カゴで覆うというアイディアを思いついたのでしょう。

ある保育園で、飼っていたウサギが死んでしまいました。園児たちがびっくりして泣き出していると、園長がその亡きがらを園児一人ひとりに抱かせました。園児たちは「かわいそう」「動かない」「寝ているみたい」「息をしていない」「冷たくなった」などと感想を言い合ったそうです。みんなが落ち着いたころ、園長先生がウサギはもう二度と生き返らないこと、亡きがらをきちんと埋葬することなどを話しました。

動物の「死」も人の「死」と同様、厳粛ないのちの終わりです。大人がどう考え取り扱うかにより、子どもに伝わるものが違ってきます。いのちには終わりがあるということをわかる範囲で伝えてください。子どもがそんな話を聞くのを嫌がったり理解できないようなら、あせらず機会をとらえて何度でも話をしてください。

子どもと一緒に考える

「パパやママが死んだらどうしよう」

「ボクが死ぬとき、お母さんも一緒？」

子どもたちのこういった言葉に、何と説明していいか悩んだ体験をお持ちの方もいらっしゃるでしょう。大切な人を失うのではないかという子どもの不安や恐れは、幼いころ培った、絶対に安心できる基地がなくなってしまうという「分離不安」の極端なものとされています。

子どもたちのこの訴えに、親たちは「お星様になってずっと空から見ているからさみしくないよ」「いつかはいなくなってしまうけれど、まだまだ元気でがんばるよ。大丈夫」などとこたえています。

しかし、実は親である大人も不安でいっぱいです。子どもに問われているのは、親自身の「死」に対する考え方なのかもしれません。

保育士を目指す学生が、私の担当する「いのち」の講義でつぎのようなリポートを書いていました。

「死を教えることは大切なことです。しかし、子どもに恐怖心を与えるのではないかと思うとうまく伝える自信がありません。そんなときは、私が小さかったころはどう思っていたかを子どもたちに話したい。そして今はどう思っているかを。今も持っている死に対する不安や恐怖も正直に言いたい」

「お母さんが死んだら絶対イヤ。悲しい」と言う子。「死なないで」とじっと涙をためている子など、みんな幼い心を痛めています。そんなとき、「お母さんもよくわからないの、でもね……」で始まるそれぞれのいのちの話を子どもたちと一緒に考えてください。

「『お母さんも死んじゃうの？』と聞かれました。うなずいて抱きしめてやると安心したみたいです」

うまく言葉が見つからないとき、愛をからだで表現すると子どもの支えになるのではないでしょうか。

あっくんのこと

あっくんは六歳。今年（二〇〇一年）小学校に入学しました。その入学式を楽しみにしていたお母さんは、二月に病気で亡くなってしまいました。

だんだん病状が進み、弱っていくお母さんをそばで見守っていたあっくんは、お母さんのことが心配でたまらなかったようです。

お母さんがベッドから起き上がれなくなったころ、私と私が教える保育科の学生ボランティアはあっくんに出会いました。

「今日、何して遊ぶ？」

幼稚園から帰ってカバンを置くなり、まずこの言葉から始まります。一緒にゲームをしたりかくれんぼをして夕方まで遊びます。しかし夢中で遊んでいても、閉めきられたお母さんの部屋を指さして、

「入ってはいけないんだよ」

と言ったりしていました。

お母さんが亡くなってからも、私たちは一緒に遊びました。遊びは以前と同じでしたが、私たちはあっくんから時折、パンチやキックをもらったりするように

なりました。そして、遊んでいる途中にお母さんにお線香をあげてみたり、お母さんの写真が置いてある側の押し入れが「秘密基地」というお気に入りの場所になったりもしました。

あっくんは、お母さんがいなくなった悲しさ、寂しさを何かで表そうとしているようでした。私たちは、ときにはサッカーやボウリングで体全体を使って激しく遊び、またあるときは座って静かに本を読んだりしました。

お母さんが亡くなって一カ月が過ぎるころ、病院ごっこをして遊んでいたときに、

「本当はママ、看護婦さんだったんだよ」

とそっと教えてくれました。

今も、私たちはあっくんと遊んでいます。パンチやキックはあまりもらわなくなりました。そして、卒業していった学生ボランティアの「たたいたり、やいたりして、さいごにたべられてしまうものなーに?」というなぞなぞ手紙に、「パンとおこのみやきとドーナツ。いつでもあそびにきていいです」と返事が書けるようになりました。

絵本を通して

　街の書店にはたくさんの絵本が並んでいます。絵本の魅力は、情報化・デジタル化といわれる現代にあって、その簡潔な形と独特の空間で、人の心の最も奥底に響くことだといわれています。

　そういった意味で、子どもたちと「生」や「死」について話すとき、「絵本」はすばらしい役割を果たしてくれます。

『ポケットのなかのプレゼント』（絵・久保田明子、柳沢徹発行、ラ・テール出版局発売）という絵本は、九歳と七歳の男の子を残し、三十六歳で亡くなった柳沢恵美さんが書いたものです。毎年誕生日にはプレゼントをもらって成長した子どものウサギが、十八歳になったとき、最後のプレゼントとして虹色のはちまきをもらい、大人になったことを認めてもらうために七つの岩山に登るというお話です。柳沢さんはこの絵本を書くことで、自分の生きてきた意味を考え、そして成長していく子どもたちへの希望や期待を表したかったのでしょう。

　スーザン・バーレイの『忘れられないおくりもの』（評論社）は、みんなから慕われていたアナグマが「長いトンネルの向こうに行くよ」という手紙を残して死んでしまいます。かけがえのない友達を失ってみんなは悲しみますが、やがてアナグマが残していった贈り物に気づいて、楽しい思い出話をすることができるようになっていくというお話です。

この『忘れられないおくりもの』を知ったのは、当時小学校三年生だったわが娘の同級生のお母さんの死がきっかけでした。亡くなって一カ月後に送られてきた包みには、がんとわかった彼女が「娘のために購入した」という一文と一緒にこの絵本が入っていました。残していくわが子に絵本を通して伝えたかったのは、いのちの行方だったのかもしれません。

児童文学者の松居直さんは、「絵本は大人が子どもに読み聞かせるもの」といいます。暖かい部屋でゆっくりと、思い思いの語り方で、子どもと一緒に「いのち」との出合いをつくってください。

学校での取り組み

今、学校教育のなかで少しずつ「いのち」や「死」といったテーマに取り組む先生が増えています。先日そういった取り組みをしている小学六年生の授業を参観しました。

授業は一冊の絵本の最初のページから始まりました。

「夏の朝、突然パパが死んだ」。この書き出しを読んでから、先生は絵本を閉じ、話の続きを考えるように促しました。子どもたちは銘々二ページ目からのストーリーをつくり始めました。

子どもたちが考えた続きの話の発表となりました。

「夏の朝、突然パパが死んだ。信じられないよ、パパが死ぬなんて。ママはずっと泣いている。家のなかでだれもしゃべらない。いつもサッカーをして遊んでくれたやさしいパパだったのに。パパはどこに行ったのだろう……」

「夏の朝、突然パパが死んだ。悲しいよ。パパの使っていたものはそのままなのにパパだけいない。最近パパといっしょの夢をみる。ママが、パパは僕たちの心のなかに生きていると言った……」

子どもたちのストーリーをまとめながら板書していた先生が、子どもたちに問いかけました。

「みんな、『いのち』はその人が亡くなったら終わりだと思う？　それとも続いていると思う？」

子どもたちは真剣なまなざしで意見を出し合っていました。「亡くなっても思い出すから『いのち』は続いていると思う」「最初は悲しいけれどいつか忘れるので、亡くなったら終わりだと思う」など。

最後に、先生が絵本を取り出し続きを読みました。パパのお葬式の場面というつらいページから始まるこの絵本は、二ページ目から子どもたちがパパの仕事場を訪ねていくシーンに変わります。どのページも「パパのことよく知っているよ」「パパとこんな仕事をしたんだよ」と職場の仲間の人たちが声をかけます。子どもたちはここでパパと再び出会うのです。

絵本を読み終わったとき、先生の伝えたかった「いのち」は子どもたちに届いたようでした。

生の延長線

今年（二〇〇〇年）六月に亡くなった小山ムツコさんは、乳がんの手術後、一九九三年に骨転移し末期がん患者になりました。

彼女は余命六カ月と告げられてから、自分も含めた末期がんの人たちが、人生の最終のときを穏やかに楽しく、そして充実して過ごせるようにと、さまざまな企画を提案し実行しました。末期がんの人たちをサポートする市民ボランティア団体を発足させたり、末期の不安や孤独に耳を傾ける聞き上手さんの養成講座を開講したりと、その行動は多岐にわたりました。

小学校や中学校でこの小山さんの話をすると、子どもたちは決まって一つの疑問を持つようです。

「どうして小山さんは、もうすぐ自分は死んでしまうのに、ほかの人のためにいろいろできたの？」

子どもたちにとって「死ぬ」ことと「生きる」ことは対立した極にあるのです。「僕だったら死ぬとわかったら、もう終わりだと思ってほかの人のことを考えたりしない」「私だったらすごく落ち込んでそのまんまだと思う」――。

「死」は否定されるもので、「生」は肯定されるものという両極対置の認識です。全国で放送されたＮＨＫのドキュメンタリー番組のなかで、小山さんは語ります。

「人間には必ず死が訪れるのです。死を迎える前に死をちゃんと見ておいて、どういう死に方をしようとか、死に向かうまでにあれをしておこうとか思うことで、今生きていることがもっと深い意味を持ってくるのです」

小山さんは「死ぬ」ことは「生きる」ことの先にあると実感したのです。つまり、「生きる」ことと「死ぬ」ことは連続しており、「死」はそれまで生きるという「生」の問題なのだと。そして、自分らしく生きようと思って始めたことが人々の共感を呼び、子どもたちの言う、ほかの人のための様々な行動になったのです。

小山さんの生き方に疑問を持つことから、子どもたちは自分の「いのち」を考え始めました。

このきっかけづくりこそ、実は小山さんが晩年やりたかったことだったのです。

緩和ケア病棟を訪ねる

先日、前原市立前原中学校（福岡県）の一年生二十七人と一緒に、北九州の聖亮会萬納寺医院聖ヨハネクリニックを見学してきました。

聖ヨハネクリニックは、昨年（二〇〇一年）十月に認可が下りたばかりの、福岡県で八番目の緩和ケア（ホスピス）病棟です。緩和ケア病棟とは、「命を尊重し、死を自然な過程ととらえ、積極的治療はせず、痛みやその他の不快な症状だけをより楽な状態にし、不安や怒り、悲しみなどのケアも行う所」です。

到着した私たちを迎えてくれたのは、医師、看護職員、薬剤師、栄養士、理学療法士などのさまざまな職種のスタッフの方々でした。まず私たちは、明るい日差しが溢れる三階のバリアフリーの病室から、家族室、簡単な食事が作れるミニキッチン、温泉が引かれている浴室などを案内してもらいました。それから、一階の広々としたリビング・ダイニンググルームで説明を受けました。

「この緩和ケア病棟の基本姿勢は、患者さんに『生きていて良かったなあ』と思ってもらうこと」と話す萬納寺正清理事長は、この見学を快く引き受けてくれた医師です。

前原中学校は、今春から本格導入される「総合学習」を、モデル校として以前から取り入れている中学校の一つです。自由に選んだいろいろなテーマのなか、緩和ケアに関心のある一年生のグループが学習を重ねていくうちに、どうしても実際の緩和ケア病棟を見てみたいと希望しました。「死」を身近に感じたことのない子どもたちにとっては、自分の命を最後まで見つめて生きる「ホスピス」が不思議な場所だったようです。

見学の行程が終わり、師長さんに感想を求められた子どもたちは「温かい感じがした」「絵や花がいっぱい」「家族のための部屋がある」「病院のにおいがしない。食べ物のいいにおいがする（ちょうど昼食時でしたが……）」「患者さんの接し方に工夫がある」「医療器具が見あたらない」「安心できる感じ」「自分の家の雰囲気に近い」などの印象を話しました。

教科書のない「総合学習」、お手本のないそれぞれの「いのち」の終わり方を支える緩和ケア病棟。共通する理念は、一人ひとりの思いを尊重し、見守っていくことなのかもしれません。

大学生に「子どものころ悲しかったことは」と聞くと、「祖父母の死」と答える学生が結構います。A君は中学生のとき、祖父の死を体験しました。身近な人が亡くなるのは初めてだったので、本当に亡くなったのか信じられない気持ちでいっぱいになりました。そして、亡くなる半年前ぐらいから祖父と会っていなかったので、もっと話をしていればよかったと後悔したそうです。

A君のように、子どもたちが初めて出会う「ひとの死」は祖父母の死であることが多いようです。しかし、核家族化といわれて久しい現代、祖父母といっしょに生活している子どもは少なくなりました。子どもたちは突然、その死を知らされているようです。

Bさんは、元気だと思っていた祖母の死を学校で知らされ、急遽、駆けつけました。遊びにいくと、いつもおいしいものを作って待っていてくれたやさしい祖母でした。悲しすぎてどうしていいかわからなかったけれど、通夜に出ました。しかし、つぎの日から修学旅行だったのでお葬式には出席することができず、つらかったそうです。

身近な人の死は悲しいものですが、それは子どもにとっても同じです。それだけでなく、子どもたちは祖父母の死から、年を重ねて生き続けた先に死があるという、自然のルールを学びます。子どもの目を覆わず、耳をふさがず、幼いなりにも眼前の死を理解しようとする、その手助けをしてください。

祖父母が病気になったら、病室から子どもたちを遠ざけず、できるかぎり機会をつくって会いに行く、亡くなったら葬送の席に伴う、少し落ち着いたら思い出話をたくさんするなど、死を見つめる過程を見守ってください。

冒頭のA君は、祖父のときのように後悔したくないので、祖父と話ができなかった分、実家に帰ったら祖母とたくさん話をするようになったと話していました。消えていった命が生きている者の心のなかに、優しい気持ちを芽生えさせたようです。

死を考え生を見つめる

夏休みは毎年、看護学科の集中講義に行きます。その講義のなかで「遺書」を書いてもらう時間を設けています。

学生たちはまず「遺書」を書くことに戸惑いますが、次第に真剣に取り組み出します。自分の親しい人へ書くように言うと、宛名は親・兄弟（姉妹）・恋人・友達とさまざまです。

「お父さん、お母さんへ。先に死んでしまってごめんね。ここまで育ててくれてありがとう。いっぱい、いろんなものをもらいました。いつも応援してくれてありがとう。あんまり良い娘ではなかったけれど感謝の気持ちでいっぱいです。産んでくれてありがとう。愛情を注いでくれてありがとう。支えてくれてありがとう。二人の子どもで本当に幸せでした」

「大好きなYへ。今年の夏はいろんなことがあったね。（中略）でも本当のことを言うとやっぱり死ぬのは怖いよ。Yと会えなくなるのは嫌だ。こんなふうに人を好きになるなんて、こんなにも人をいとしく思うなんて。私をこんな気持ちにさせてくれたあなたに感謝したい。今はこんな私を好きになってくれたあなたに

〝ありがとう〟の気持ちでいっぱいです」

書き終わった学生たちの感想は、「父母に書いたが、今までのことを振り返るだけでも涙が溢れてきた。死を間近にひかえた方の気持ちを、少しだけ知ることができたように思える」「書いてみると、普段当たり前だと思っていたことがすごくありがたいことだと感じたり、生きることとは何だろうということを考えたりした」「大切な人の顔が思い浮かび、切ない気持ちになった。『いのち』のいとしさを学ぶ良い機会になった」などでした。

人は健やかなとき、自分の「いのち」の尊さ、かけがえのなさになかなか気づかないものです。将来、医療従事者となる彼らに、「朝起きて、雨にぬれた木の葉の美しさに感動した」という末期がんの患者さんの言霊に寄り添う感性を養ってもらえればと思っています。

一回の人生をどう実らせる

大学の教員をしているせいもあって、私の周りには、二十代前半の若い人たちが比較的多く集まります。彼らは私と一緒に、病気や死にかかわるボランティアをしてくれています。

週三日、大学病院の小児病棟で、病気の子どもたちの保育や、退院した子どもたちへの遊びの出前。月二回、がんセンターに入院している子どもたちの家族に対する手・肩のマッサージ。週一日、親を亡くした子どもたちの遊び相手など……。

「子どもが楽しみに待っていたのよ」

「肩が凝っていたけれど楽になった」

「本当にありがとう」

こうした言葉を受けて、皆はにかんでうなずきます。自分の存在が意味あるものと、実感できる瞬間なのでしょう。

まだ就職していない彼らは、ボランティア活動をしていない時間は、生活費を稼ぐためにさまざまなアルバイトをしています。書店、レストラン、コンビニと業種はいろいろです。練習を兼ねて足裏マッサージ店のバイトを選んでいる者もいます。

体験のなかから、皆それぞれ、少しずつ将来の目標を絞り込んでいるようです。医療現場での病児保育に本格的に取り組もうと、多くの実践や知識を意欲的に学び始めたり、心理学の専門職に就こうと通信教育で単位取得を目指したり。ボランティアをきっかけに看護師を目指し、進学した者もいます。

二十代の早いうちに、将来の選択を迫られた彼ら。その基準になる考え方は、少しでも良い就職を、そして少しでも安定した結婚を、とのメッセージが込められた教育のなかで培われたものでした。

その後、命の終わりに出合うボランティアをしながらわかったのは、人間は、そういった就職や結婚の先に、死によって終結する人生を生きるものだ、ということだったようです。

ゴールが定まったことで、彼らは、自分の人生を他人任せではなく自分で選ぶということ、そして、いつか必ず死ぬ人間として、一回こっきりの人生をどのような職業で実らせていくのか、考え始めたようです。

急がなくてもいいから、皆が自分に合った仕事を見つけられれば、と願っています。

この長い物語を

今夏（二〇〇四年）から闘病中だった伯父が亡くなり、通夜や告別式のために実家に帰った二週間前のこと。慌ただしい時間が過ぎ、深夜ひとまず休もうということになり、父と母、そして私の三人が、久々に同じ部屋で枕を並べて眠ることになりました。父はすぐに寝入ったようで、子どものころから聞き覚えのあるいびきが聞こえてきました。

母の昔話が始まったのはそれから。生前の伯父の話から、母の実姉である伯母の話、母と伯母の少女時代の話、そして、自分の若いころの話と物語は続きました。そこで、今まで聞くチャンスがなかった、両親が結婚するきっかけを聞いてみると「いろいろあってね」とすぐにストーリーが始まりました。

母親は結婚前、役場に勤めており、そこで父との見合いの話が持ち上がったそうです。母がこの人ならと父に決めた理由は、父の会社の上司が書いたという父を推薦する手紙だったそうです。結婚後、少したってから母は父に尋ねられたそうです。

「結婚前、君は僕の身元調査をしただろう？」と。どうしてそんなことを今ごろ言うのかというような顔をした母に、父は続けて言ったそうです。

「あの推薦文は、上司が適当に自分のことを褒めて書いとけと言われ、自分が書いたんだ」

深夜、暗い部屋の隅で母と二人、声を押し殺して笑い転げてしまいました。伯父の通夜の晩、伯父の思い出話から始まった母の物語は、時を超え、娘の私を母の青春時代へと誘ってくれました。伯父の死で、母も死をより身近に感じたようです。そして、人生の旅が終わりに近づいたとき、良い旅だったねとか、あの場所は素晴らしかったねとか、旅の感想を言うように、母は私に、自分の人生のなかで心に残ったことや、楽しかった思い出を話して聞かせてくれたのだと思いました。

人生の旅は一度きりで終わりますが、思い出話は何度でも繰り返せます。そして話を聴いた人によって語り継ぐことができます。機会があったら、姉や妹にもこの話を聞かせてあげようと思いました。

感性を磨くことこそ

「いのちの教育研究会」は、二〇〇〇年に発足しました。当時、小学校の教師だったU先生と私が発起人でした。

あたかもゲームの世界のように、人が簡単に殺される事件が各地で頻発し始めた時期でした。

「大人は『大切な命だから粗末にするな』と言うが、なぜ命を大切に生きていかなければならないか、教えてくれない」

という高校生の手記を読んだとき、教師が授業のなかでやれることがまだまだ多くあると感じたのがきっかけでした。小学校、中学校、高校、大学の教師が、それぞれ「いのち」を実感する授業を実践し、それを例会で提案し検討することが活動内容でした。

代表を決めるとき、すでにがんを患っていたU先生が「自分は病気できっと先に逝くから、後に残る岩崎先生がやって」と言われ、私が代表になりました。

それから五年がたち、彼の病状が深刻になるにつれ、研究会も休会がちになっていました。そして彼の言葉どおり、昨年（二〇〇四年）U先生は先に逝ってしまいました。

今年になって、研究会の発足当初から意欲的に「いのち」の授業に取り組んでいた若い先生たちを中心に、研究会が再開されました。今後の方針や計画を話すなか、彼らは「まずは、自分たちが学びたい」と言い出しました。自分やほかの人の「いのち」の尊さを実感し、生きる意味を考えることを授業で子どもたちに伝えるためには、まず自分たちが「いのち」について、もっと深く考え、そしてさまざまな体験が必要だと考えたようです。そこで今年は、いろいろな方を招いて話題を提供してもらい、自分なりの死生観を少しでも持つことができれば、ということになりました。

U先生がこの研究会で本当にやりたかったのは、子どもたちに「いのち」の大切さを伝える仕事を担う教師を育てていくことだったのでしょう。

「ほかの人の悲しみや痛みを知り、自分に何ができるか熟慮し、ときには何もできないことを自覚する」

彼は、これを「感性」と称しました。

今春、私たちは、自分の「感性」を磨くことで「いのちの教育研究会」をU先生から引き継ぎます。

こころ公開

お念仏で始まったその勉強会は、今まで私が体験した会とは違った雰囲気で、清々としたものでした。場所は広々としたお寺の本堂。法事の帰りという法衣姿や作務衣姿の僧侶の方々がそろい、筆記用具のそばには数珠があります。

この勉強会は僧侶でつくる「ターミナル・ケアの会」（久留米市）。発足のきっかけは、このコラムを読んだ浄土宗の僧侶から相談を受けたことでした。コラムは、医療社会学の講義で私が、自分の命を実感するため看護学生に遺書を書いてもらっているというエピソードを紹介したものでした。

その僧侶はこんな話をされました。

自分たちも何とか命を支えるお手伝いをしたいと思っているが、現実には、闘病中の方のお見舞いに行くと、僧侶は「死」を連想させるとして敬遠される。宗教家として通過儀礼的な「死」へのかかわりではなく、人が生まれ、生き、死んでいくことをきちんと見守る役割を果たすためにどうしたらよいのだろうか。特に「ターミナル期」といわれる人生の終わりの時期、死を前にして人生の意味や苦しみ、痛み、死後の世界などについて宗教家としてかかわっていきたい、と。

この勉強会は先日、一泊二日の合宿形式であり、私は講師を務めました。まずは終末期医療を知ることからと、「告知」「緩和ケア」「リビング・ウィル」など、テーマに沿って話を進めました。僧侶の方々は真剣にお聞きになり、その熱意が伝わって、あっという間に時間が過ぎていきました。

今、人の死は医療と切り離せませんが、命の終わりのときに、もっと医療以外の分野の専門職の方々が加わってほしい。そうなれば、より多くの人が死に関心を寄せ、生を看取ることができ、死はもっと温かいものになるのでは、と実感した会でした。

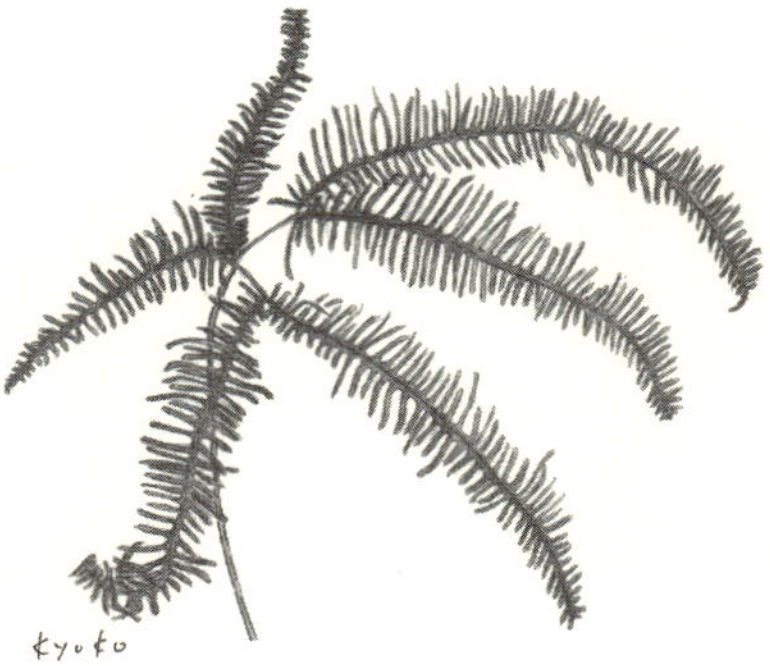

いのちの教育研究会その後

誕生日を二つ持っていたU先生は、二〇〇四年に亡くなりました。彼が言ったように、残った私が今も会の代表をしています。いのちのはかなさや大切さを子どもたちに伝える「死への準備教育」は、少しずつですが広がってきています。そのなかで私たちの研究会が一番大事にしているのは、「その子どものことを熟知した人が、その子へのいのちの教育をしよう」ということです。

発足当時から研究会のメンバーである、M先生のいのちの授業を見学に行ったときのエピソードです。彼のクラスに二人、それぞれお父さんとお母さんを亡くしてまだ一年も経っていない生徒がいました。その日の授業は、お父さんが突然亡くなってしまい、その後のお母さんと弟との生活を描いた絵本を題材に進められました。

授業の後半、話し合いのテーマは「死んでしまってもその人のいのちは続くのか」ということでした。M先生は、ほかの子どもたちと同じように、親を亡くしたばかりの二人にもこの質問を投げかけました。お父さんを亡くしたばかりの女の子は、「続くと思う」と小さく答えました。もう一人、お母さんを半年前に亡くした男の子は、うつむいたまま泣いてしまい何も答えることができませんでした。

授業が終わり、泣いていた子が気になっていた私は、一人二人とその子どもに集まってくる友達がいるのに気づきました。そしてそのなかの一人の子が、泣いている子の肩をたたくとその子が応え、一緒に教室を出て行きました。

M先生は、この二人の子どもが「親の死」という厳しい試練に立たされていた前後、ずっと相談相手になり、また家族ともかかわりを持っていました。うつむいたまま泣いていた男の子とは、お母さんの死後、手紙のやり取りをしていたそうです。そして、ほかの子どもたちにもできる限りこの二人のことを説明していました。M先生のいのちの授業は、その時間だけで完成しているものではないのです。

亡くなったU先生の口ぐせが「しなやかな学級作り」という言葉でした。いのちの授業は、いのちのネガティブな側面、例えば、苦しみや悲しみ、恐れなどについても子どもたちに伝えることが必要です。そのためには、子ども一人一人をよく理解し、子どもがもし、いのちの厳しさに直面したときには手を差し伸べられる、そして直面していない子どもたちも、その悲しさや厳しさを分かち合うことができる、そんな学級を作ることが、いのちの教育の土台なのだと私たちは考えます。

これから少しずつ、しなやかな学級作りの賛同者を集め、いのちの教育をもっと身近で取り組みやすいものにしたいと考えています。

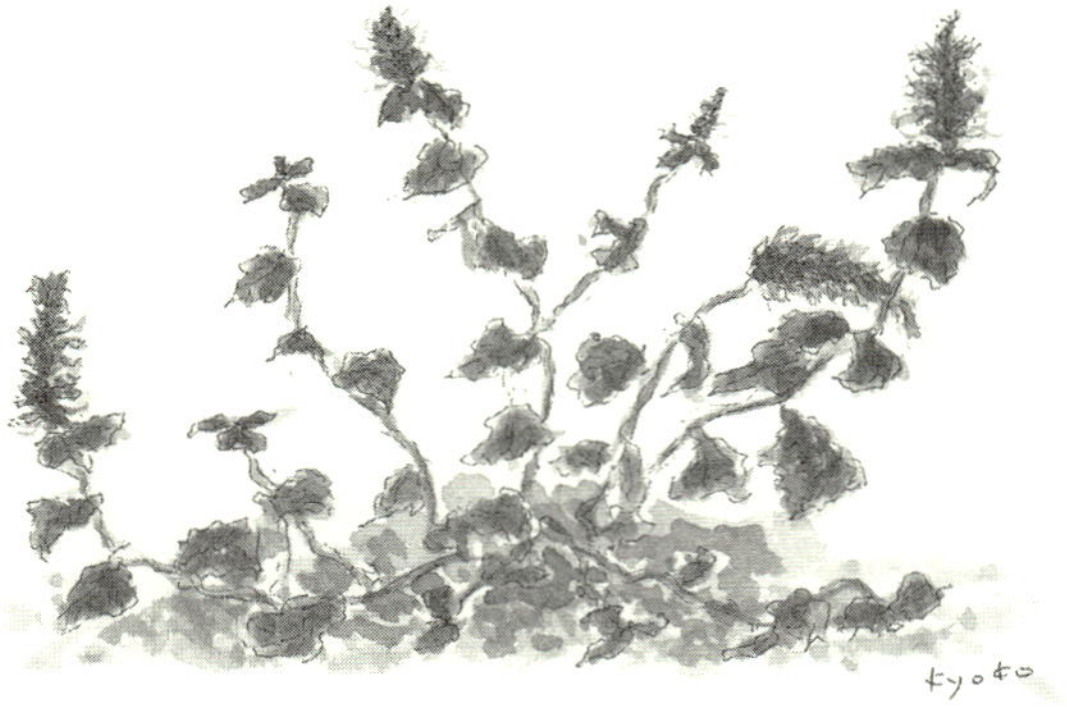

第3章

＊＊＊＊＊＊＊＊＊＊

こころと言葉

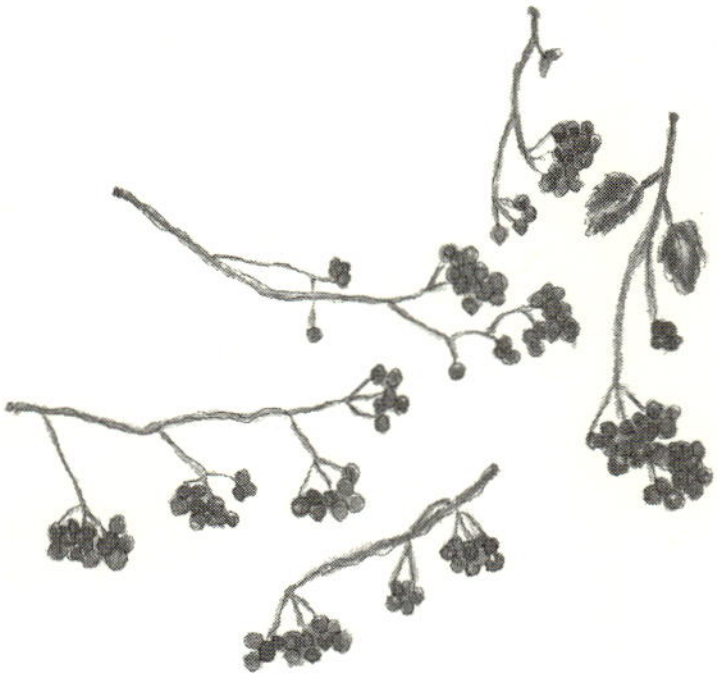

子どもの寂しさ母親のつらさ

今年（二〇〇一年）の夏『おにいちゃんが病気になったその日から』（佐川奈津子著、小学館）という童話が出版されました。

病気の弟を持った著者が、自らの体験をもとに書いたと扉に記されたこの本は、突然「ぼく」のお兄ちゃんが重い病気で入院してしまうお話です。

「ぼく」は、いったい何がおこったかわからなくて怖かったけど、一つだけわかったことがありました。それは、お母さんとお兄ちゃんがいなくなったこと。そして、お父さんも前のようにキャッチボールをして遊んでくれなくなりました。しばらくしてお兄ちゃんに会えたとき、お兄ちゃんはいろんなものを体にいっぱいつけて、ベッドに寝ていました。お母さんは無理にほほえんでこう言いました。

「一人で寂しいだろうけど、がまんしてね。おにいちゃんはもっとがんばっているんだから」

お父さんやお母さんが、病気になった子どもに関心が集中することは当然です。

兄弟（姉妹）児のことを忘れているわけでもありません。しかし、いったい何がおこったのか理解しがたい幼い子どもにとって、兄弟（姉妹）の病気は大変不安でつらいもののようです。そして、みんなその思いを胸にしまって耐えているのです。

「入院している上の子にかかりきりで家に帰らないものだから、下の子に疳《かん》が出てしまった。そばにいてやりたいけれど、どうしようもない。下の子のことを考えると、つらくて夜も眠れない」

これは、苦しい胸の内を打ち明けてくれた、長期入院児のおかあさんの言葉です。

私たちのまわりには、こんな悩みをもつお母さんたちや、病気の兄弟（姉妹）を持つ子どもたちがいます。しかし、そのつらさや不安を支える手だては、まだわずかしかないようです。

子どもが通っている学校や幼稚園・保育所の教職員、同じ年齢の子どもをもつ保護者の方たちのちょっとした心遣いや工夫が、病気の兄弟（姉妹）をもつ子どもたちのこころが健やかに育つ一助になるかもしれません。

病児の母親の心身疲労

子どもが病気になるのは、親にとってとてもつらいことです。特に長期に入院したり、厳しい治療を続けなければならない場合、親（特に母親）が必死に対処しようとするのは当然でしょう。病児の小さいベッドで点滴の針を気にしながら添い寝をする、泣きやまないわが子を一日中抱っこしてあやす、そばを離れられないので病児が寝ているわずかな時間に出来合いのおにぎりで食事をとるなど。子どものことで頭がいっぱいになり、自分のことは二の次になっています。

小児病棟には、こうした熱心な看病ゆえに「肩が痛くて手が上がらない」「頭が痛くて吐き気がする」「慢性的な睡眠不足」などの症状を持つ母親がたくさんいます。こういった母親たちに、今までなかなか関心が向けられていないのが現状でした。ところが最近、少しずつ病児に付き添う家族の健康を考える取り組みが始まっています。

宮崎医科大学医学部付属病院小児科病棟では、昨年（二〇〇一年）の九月から同医科大の看護学科と共同で、病児に付き添う家族に対し健康チェックや体操、マッサージを一週間に一度のペースで行っています。集まってきた親たちは、血圧や脈拍の測定・問診の後、ストレッチ体操やリズム体操を行います。大小のカラフルなゴムボールを使って体を動かしたり、青竹踏みを組み入れたりと約一時間運動、締めくくりにゴムボールを使ったマッサージをし、ボディチェックシートに成果を記入して終了です。

体操した母親たちからは「体を動かすと気持ちが優しくなれる」とか「外に出ることができないのでストレスの発散の時間になる」など好評のようです。

このプログラムを立案した草場ヒフミ小児看護学教授は、見学した私たちに、「母親が自分の健康を考えることをきっかけに、子どもの病気にも客観的視点が持てるようになり、それが結果的には子どもへの良いかかわりとなる」と話してくれました。

自らが心身ともに健康であることが、相手とのほどよい距離感をつくり、適切な判断や行動ができるということでしょう。

まず自分が健やかであることが、子どものケアへの第一歩なのです。

ラジオがつなぐ絆

大学病院の小児病棟には「また、お世話になります」とか「戻ってきました」などのあいさつを交わしながら、何度も子どもの入退院を経験しているお母さんたちがいます。そんなお母さんたちは自然と顔なじみになって、「〇〇（子どもの名前）ママ」とお互いを呼び合って、細々した用事を済ませたいときなど子どもの世話を代わってもらったり、悩みや病気への不安を打ち明けあったりと、支えあって病院生活を送っています。

洋子さんもそんなお母さんの一人でした。入院しているときは仲間がいて心強かったと言います。それが、いったん退院すると、家のなかで子どもと向き合う生活が始まります。ちょっとした子どもの病状の変化に不安になったりしたときや、家族の世話をしながらの生活をしているとき、ふと同じ思いを持つママたちと話がしたい、聴いてもらいたいと思うそうです。そんなとき、主な連絡方法は携帯電話のメールのようです。

そこで、こういうお母さんたちがもっと手軽に効率よく、家にいながら仲間の声を聴いたり、情報交換ができないものかと、「麦の会」というグループをつくりました。

　この活動趣旨に賛同してくれたのが、久留米のドリームスＦＭというラジオ局です。定期的に番組のなかで、あらかじめテープに録音したお母さんたちの近況報告や、伝えたいメッセージを流そうと申し出てくれたのです。それを受けて、できたら子どもや自分の好きな音楽をかけてもらおうとか、年に一度この会主催で集まれるといいねなど、さまざまなアイディアを検討しています。

　そして、まず手始めにと、この企画を担当してくれる「がぁばよか！　ラジオ・久留米」という番組に、会の代表として洋子さんが出演しました。会の名称の由来について聞かれた彼女は、「ビールが大好きだから」とニコニコ顔で応じていました。

　今月から「麦の会声だより」は活動をスタートします。

窓の外からの眺め

入退院を繰り返す病児のお母さんたちの会「麦の会」のラジオ放送が始まって半年が過ぎました。大学病院に長期入院している子どもたちのなかには、いったん退院しても病状が悪化して再入院という場合も少なくありません。そんなお母さんたちがラジオを通じて仲間のお母さんたちに近況を報告し合う、「麦の会の声便り」。隔週水曜日の午後二時半から、主に福岡県の久留米地区で流れるドリームスFM局で放送しています。

Aさんは、生まれてすぐに重い疾患をもったO君のお母さんです。ずっと入退院を繰り返していたO君でしたが、今はずいぶん元気になって、お兄ちゃんが通う保育所に一緒に通うこともできるようになりました。そんな彼女が先日、「麦の会の声便り」に出てくれました。「ちょっと眼を離すと表に出ちゃってるんですよ」と、O君のたくましい成長が目に浮かぶような話をしてくれ、自分の気持ちをつぎのようにまとめました。

「O君が病気になったことで、私にとって普通の生活はありえないと思っていました。でも今はいい意味で普通ではない生活を送ろうと思っています。O君を育てることで、幸せは与えられるものではなくて、感じるものだということがわかりました。今は子どもと一緒に、自分たちのペースで生きていこうと思っています」

この後も、たくさんのお母さんたちがラジオに出演してくれています。ドナーからの移植治療で元気になったわが子の近況を話してくれたお母さんは、「ドナーカードを一度手に取ってみてほしい」と一般のリスナーにも呼びかけをしました。

ラジオという社会の窓に向かうことで、お母さんたちは自分の「今」を見つめるきっかけになっているようです。子どもと自分の関係だけではなく、それを取り巻いているさまざまな関係性を感じられるようになることが、今後、社会のなかで生きていくコツなのかもしれません。

生きるということ

病室に入ると、久しぶりに会うIちゃんは、人工呼吸器をつけて横たわっていました。自宅で急に容体が悪化し、病院に搬送されたそうです。

「これを見て」というお母さんに促されて手に取ったのは、海外から届いたファクスでした。

「近く来日します。Iちゃんの詳しい病状が知りたいのでレントゲンなどを送ってください」と書いてあります。はてな顔の私に、お母さんはちょっと興奮気味に説明してくれました。

意識障害で病院に運び込まれたわが子に何もしてやることができず、時間だけが過ぎ、お母さんは何げなく病室のテレビのスイッチを入れたそうです。そこに偶然にも、娘と同じ脳腫瘍の子どもに、神業のような技術で手術を施す一人の脳外科医の映像が飛び込んできました。矢も楯もたまらず、お母さんはこの医師に、娘にも手術をしてもらえたらと強く思ったそうです。先ほどのメッセージは、この海外在住の日本人医師にお母さんが思い切って送った手紙の返事だったのです。

思ってもみなかったこの医師の真剣な対応から、お母さんと医師との海を越えたやりとりが始まりました。Ｉちゃんの主治医も診断に必要な画像を海外まで送るなど、協力を惜しみませんでした。

手紙の往復の後、やはりＩちゃんの状態が悪すぎて手術は難しいとの結論が出ました。見守ることしかできなかった私は、お母さんが力を落とすのではと心配していました。

数日たって「こだま」（西日本新聞の読者投稿欄）にお母さんの文章を見つけました。


……親がなし得るすべてのことをやり尽くした。（略）寝たきりになった娘は今、自らの力すべてで生きるという尊さを私たちに教えようとしている。人は皆生きるために生まれてくるものなのかもしれない。

忘れないで

「ひまわりの会」はお子さんを病気で亡くしたお母さんたちの会です。昨年（二〇〇四年）できた会で、私も参加させてもらっていますが、今年からは楽しいこと、興味のあることを企画し、いろんなことに挑戦しています。

四月はバスを借り切って阿蘇を訪れました。亡くなった子どもの兄弟児と一緒に総勢二十五人の小旅行。母親同士だけでなく、子どもたちも、大きい子が小さい子の面倒を見ながら一日楽しく遊び、すっかり仲良しに。

「こんなことができるとは思わなかった」と、お母さんたちの表情は晴れやかでした。

それ以降、月一回のお集まり会では、講師を招いての絵手紙教室やメイクアップレッスンなどを決行。みんなでわいわい言いながら絵手紙に熱中し、眉の描き方を教えてもらったときは、お互いの顔を見比べながら「うん、絶対きれいになっているよ！」と褒め合っていました。会が終わると食事会です。近況報告をしたり、子育ての悩みを相談したり、話は尽きません。

九月は、亡くなったわが子の写真をきれいな押し花で飾り、額に装丁する作品を作りました。

「Aはいつも笑顔だったんだよね」

「このかわいい花は、Sちゃんのイメージだよね」

よくお話をする人、ただ静かに花を飾りつけていく人。それぞれに同じときを過ごし、そして、どの子どもたちも、きれいな花園の住人になりました。

いつのころからか、お母さんたちは会の名簿を作っています。その名簿を見てハッとしたことがありました。通常の会員名簿と違って、亡くなったわが子の名前と命日を書き込む欄があるのです。命日を迎えると、花を贈り合っているそうです。お母さんたちは亡くなったわが子と一緒に会に参加し、お互いに忘れないようにする。そうすることで子どもたちは、みんなの心のなかでいつまでも生き続けているのです。

みんなで集まっているとき、お母さんたちは元気そうに見えますが「家に帰ると、また落ち込むの」と、寂しそうに言われます。この会がずっと続き、少しでも、笑ったり、楽しいと感じたりする時間が持てるよう支援できればと思います。

麦の会、ひまわりの会

「麦の会」は、久留米大学病院小児科病棟に入退院を繰り返している病児のお母さんたちの会です。病児に付き添うお母さんたちの疲労がどれくらいのものなのか、そしてどうしたらその疲労が軽減できるのかをテーマに学位論文を書こうとしていた私は、小児科病棟でお母さんたちの手足のマッサージを週三回定期的に行いながら、話を聴いていました。そのとき出会ったSちゃんのママと一緒にアイディアを出しながら作ったのが「麦の会」です。たまたま知り合いがいた地元のラジオ局の協力もあり、ラジオを通じてのママ同士の近況報告や情報交換「麦の会の声便り」が放送され、ときには親睦会を続けています。その活動を通じて、わが子の病気をきっかけに出合った様々な言葉を集めた『うれしかった言葉　悲しかったことば』（海鳥社）という本の出版もしました。現在は、当初から私のマッサージの手伝いや、入院児の保育ボランティアをしていた教え子の一人が、昨春（二〇〇六年）から大学病院小児科病棟の病棟保育士に採用され、麦の会の事務局として、声便りや親睦会を続けてくれています。

また、この本作りの過程で思い知らされたことの一つが、わが子を亡くしたお母さんたちの深い悲しみでした。小児看護の教授といっしょに、そういった子どもを亡くしたお母さんたちの話を定期的に聴こうと始めたのがきっかけで「ひまわりの会」ができました。

最初は、わが子が亡くなった病院に近づくこともできないお母さんたちでした。それから徐々にメンバーが増え、今では月に一回集まり、おしゃべりをしたり絵手紙を習ったりと、楽しいひとときを過ごしています。先日は、メンバーの一人のお母さんが講師をしているプリザードフラワーの展覧会に行きました。わが子がいなくなってから、なかなか家から出られなかったお母さんもひっぱり出して、ゆっくりと一日を過ごしました。

現在、会に参加することで少し元気になったお母さんたちからの提案で、小児病棟に入院中の病児のお母さんたちの相談相手をする計画が進んでいます。皆長い入院生活をわが子とともに闘い抜いた強者たちです。不便な入院生活への工夫をいっぱい持っています。そういったノウハウを病棟のお母さんたちに伝授したり、悩みや不安の相談相手になろうというものです。この活動が病棟に根づくことを祈っています。

皆さんは、医療機関で医師や看護師と一緒に働く保育士の存在をご存じでしょうか。

彼らは、「医療保育士」または「病棟保育士」と呼ばれ、小児科の外来や病棟で病気の子どもたちの保育をしています。

以前から、病気になった子どもたちの成長、発達の支援の重要性は指摘されていました。特に乳幼児期は、第一加速期といわれるようにその変化が著しい時期であり、たとえ病気であってもこの時期の発達支援は不可欠のものなのです。

そのようななか、今年（二〇〇二年）四月に医療保険診療報酬点数が改正され、一定の条件が付加されているとはいえ、「病棟保育士の加算」が実現しました。つまり、入院している子どもたちの生活に「保育」というケアの必要性が認められたのです。

欧米では、すでに一九八〇年代から本格的に病気の子どもたちへの支援プログラムが作成され、専門スタッフもいます。

そこでは、病児の家族支援も含めたさまざまなケアが、一人ひとりの病める子どものＱＯＬ（生活の質）の向上のために考えられ、実施されています。なかでも特に重要視されているのが「遊び」を通しての発達支援です。

英国のプレースペシャリスト、パメラ・バーンズさんは病児の「遊び」を、病気のことを考えないような気晴らしの遊びから始め、発達を考慮した遊びに続けて、治療に必要な手術や検査を人形などを使ってわかりやすく、そしてなじみやすくするプリパレーション（準備の遊び）、処置が終わった後の遊び、また、例えば注射がどうしても怖い子どもにその恐怖心を和らげるような個別的な遊びとで構成しています。

子どもは、遊びを通して自己を表現し、成長していくといわれます。病気の子どもも同じです。病棟保育士の加算がきっかけとなって、入院している子どもたちに遊びを中心とした保育ケアが広がっていけばと願っています。

「遊び」出前します

この四月（二〇〇四年）から、大学病院を退院した子どもたちを対象に、訪問保育を始めました。退院しても、家で治療や療養を受け続ける子どもたちに「遊び」の出前をするのです。

入院中、子どもたちの周りには、医療スタッフ、同じ闘病仲間とその保護者たちと、たくさんの人たちがいました。しかし、いざ家に帰ると、具合が悪いときには家から出られず友達と会えなかったり、お母さんたちはたくさんの用事があり病児のみに関わるわけにはいかなかったりと、子どもたちはさびしい思いをする場合もあるようです。病気が深刻であればあるほど、毎日の病状の変化に一喜一憂しながら、親子で不安な一日を送っているようです。

訪問保育は、そんな子どもたちに、遊び道具や絵本を持って定期的に会いに行き、その子に合わせた遊びを提供しようとするものです。寝たきりのIちゃんには抱っこをしての手遊び、病状が好転しないHちゃんには大好きなお絵かきを体調に合わせて。

メンバーは、大学を出たばかりの保育士たち。バイトで生活費を稼ぎながらのボランティアです。入院中の子どもの親に訪問保育の希望を聞き、エリアごとに訪問日を決めます。現在は月・水・金曜日の午後、大学病院から三十分以内で行くことができる所を訪問しています。

保育士たちは毎回、目を輝かせて訪問から戻ってきます。

「Aちゃんが待っていてくれた。今日はお兄ちゃんが来るからって朝から楽しみにしてたって」

「今度違う絵本を持って行こうっと。何かTちゃんが喜ぶように工夫しないと」

訪問先のお母さんも感想を伝えてくださいます。

「あの子（病児）だけではなく、弟も喜んでいっしょに遊んでいました」

まだ、手探りの状態の訪問保育ですが、子どもの病気で緊張を強いられる家庭に、一時でも外から一陣の風のようにその緊張の糸を揺らし、子どもの笑い声やお母さんのたわいないおしゃべりが溢れる時間をつくりたいと考えています。

誰かのためにできること

Kちゃんにその症状が表れたのは昨年（二〇〇三年）の暮れだったようです。頭が痛いと病院へ。精密検査で脳に腫瘍があるとわかり、それから病態は悪化の一途でした。家族はただそばにいることしかできませんでした。そんな折り、「今、何が一番好き？」との問いかけに、じっと天井を見て考えていた彼女はプロ野球の選手の名前をポツリとつぶやきました。

ここから、ことはまるで回り燈籠のようにあれよあれよと回っていきます。思い切って球団の関係者に連絡をとると、こちらの頼みを快諾してくれ、選手がKちゃんの名前を呼びかけた応援メッセージビデオがすぐに病室に届けられました。それも、ビデオを撮ったテレビ局のスタッフが、ポケットマネーで買い、その選手のサインを入れたユニフォームを添えて……。

Kちゃんは、「え、何で私の名前を呼んでくれているの？　キャー！」と大喜び。ところが、回り燈籠はまだ半分も回っていなかったのです。

その選手が、移動日にKちゃんを訪ねると申し出てくれたのです。ビデオが届いた翌日、誰にもわからないようにベッドサイドにやってきた選手の姿に、Kちゃんの驚きと感激は大変なものでした。

選手は「今度の試合、Kちゃんがんばれって打席に立つよ」と、もう一人では座っていることもできないKちゃんを支えるようにベッドに並んで、写真撮影。二人の写真は彼女の宝物になりました。

出会いは短い時間でした。関係した人たちはまたそれぞれの日常へ戻りました。Kちゃんに会いに来てくれた野球選手は大阪での試合に出場するため、心を砕いたスタッフとともとんぼ返りでした。その選手が大好きなKちゃんはベッドのなか。家族は相変わらずそばに付き添っています。病棟でそっと見守っていた医師は診療に戻りました。

それぞれに生きる人たちが、一人の小さな女の子の願いに寄り合い、こんな素敵な時間を作り出すことができるのだと実感しました。言葉が人と人をつなぐ橋の役目も果たすのでしょう。

磨かれた命の輝き

数年前から「ファイナルステージを考える会」でボランティアをしています。この会は、末期のがん患者さんやその家族の生き方や暮らしを支援することを目的に、『余命6カ月から読む本』（海鳥社）という、末期がん患者のためのガイドブックも作っている市民団体です。

日常的には、患者さんや家族の話を聴く「傾聴」、親しい人を亡くした悲しみを支える「グリーフ（悲嘆）ケア」、疲れている患者さんや家族の手足のマッサージをする「ハウト・ケア」、医療者教育のお手伝いをする「SP（模擬患者）」と四つの部門で活動しています。

そして今夏（二〇〇一年）、新たに五つめの部門として「はっぴいガンの会」という患者の会を立ち上げました。がん患者・体験者が集まり、元気が出てくる話題、体や心が気持ち良くなる療法、耳よりな情報などを持ち寄ろうという会です。

従来、「病気になること」は、その負の影響ばかりが問題になっていました。しかし、実際患者さんに接していると、「大切に生きていこうと思うようになった」「今までできなかったことをしよう」など人生のスタイルを変えようとする人、「支えてくれる家族に感謝している」「人は一人では生きられない。みんなのおかげ」と自分の周りの人間関係を再確認する人、「生きていることの大切さ」「生かされていることがわかった」と生に感謝する人と、それぞれの内面的な変化に驚かされます。

近年、「ストレス関連成長」という現象が海外の研究で注目されています。ストレスを伴う経験が、人間にとって否定的であったり拒否的なものだけではない、むしろ積極的に生きる力になるという側面が取り上げられるようになっているのです。

がんという大きなストレスを体験をした患者さんたちの、人間的成長を分かち合う場が、この「はっぴいガンの会」なのです。

SP（模擬患者）とは？

「私はSPをしています」と言うと、ほとんどの方は不思議そうにされます。口の悪い学生は「先生、高官の警護でもしてるのですか？」などとからかう始末です。

SPとは、Simulated Patient の頭文字を取った略語で「模擬患者」と訳しています。医療系の学生や研修医・看護師などが患者との接し方をトレーニングする際の、患者役を演じる人のことです。

近年、診断場面でのインフォームド・コンセント、つまり十分に説明をして同意を得ることの重要性や、医療が多様化し専門的で高度になるにつれて生じてきたトラブルからの訴訟の増加など、医療を取り巻く状況は変化しています。そのため、こういった変化に対応した、医療者と患者の意思伝達を円滑にする教育が求められるようになりました。そこで、模擬場面を用いて実習が必要となり、相手役として模擬患者の活用が普及するようになったのです。

SPは、まず自分が演じる患者さんのシナリオ（ストーリー）を覚えます。私が今演じている患者の一人は、みぞおちのあたりが痛くて朝、目が覚めてしまう症状の患者さんのシナリオです。そして、実際に学生の面接や看護の相手をして、そのやり取りのなかで、この患者さんならこういうふうにするだろうと思う演技をします。

　模擬場面が終わると、そのやり取りで患者として気づいたこと、感じたことを相手に伝えます。この伝える作業を「フィードバック」と言います。例えば「先生が最初にきちんと名前を確認してくれたので安心しました」とか「シンカブ（心窩部）とは体のどの部分なのか、専門用語でわからなかった」などです。

　このSPの感想が医療者の気づきにつながります。活動を通じて、私たちSPが一番フィードバックしたい内容は、患者は一人ひとりが違った背景をもった、個別的な存在であることを理解してもらえたかどうかなのです。

ただそばにいて

「もういかんことはわかっています」

その患者さんは私が顔を上げたときにおっしゃいました。場所は緩和ケア（ホスピス）病棟。病状が進んだがんの患者さんが、積極的な治療よりも、痛みだけを取りながら残された時間を大切に過ごす場所です。

「ハウトケア」と名づけた手足のマッサージのボランティア中のことでした。家族でもない私につぶやかれたその言葉は、いったいどういう意味をもっているのでしょう。

「そう思っていらっしゃるのですね」と表情を緩め、またマッサージを続けることしかできません。右手のマッサージが済み、左手を触っていると「気持ちがいいねえ」と一言。それからはずっと何もしゃべらず、マッサージが終わりました。

きっとこの方は、私に何か答えて欲しかったのではないのでしょう。もしかしたら自分自身に話しかけられていたのかもしれません。

現代型ホスピスの創始者と言われるシシリー・ソンダース氏は、末期がん患者とのエピソードをつぎのように語っています。「今一番してほしいことは何?」と尋ねたら「そばにいてくれればよい」というものだったと。

私が、人生の終末期の方たちのボランティアをするきっかけとなった小山ムツコさんは、乳がんから骨転移し末期と告知されてから、ずっと言い続けていたことがありました。

「自分の今の不安や悲しみ、これからどうなるのか、遺していく家族へのメッセージを聴いてくれるひとがいない。家族に話すには辛すぎることもあるのよ」

そんな思いから彼女は、患者さんや家族に寄り添い、思いを聴くだけの「傾聴」という活動も始めました。

今年(二〇〇四年)は、そんな小山さんが末期のがん患者さんや家族のために立ち上げた「ファイナルステージを考える会」が設立十周年を迎えます。彼女はもういませんが、傍らに寄り添うこと、思いを聴くことが「傾聴」「ハウトケア」となって会を支える活動になりました。

手のひらに思いをのせて

言葉が使えないときや言葉だけでは伝わらないとき、「触れること」で相手の緊張感を解き、気持ちをほぐすことができるようです。

そう実感するようになったのは、三年ほど前から「ハウト・ケア」と名前をつけて手足のマッサージのボランティアを始めてからです。

相手は、重い病気をもつ患者さんやその家族、長期に入院している子どもたちの保護者などです。

そのなかの一人が久賀さんでした。彼は、食道がんから肺転移し、余命六カ月と診断された五十七歳の開業医。「ハウト・ケア」を介して一年ほど交流をもちました。亡くなってから病床記が出版され、そのなかにつぎのような文章がありました。

ハウト・ケアの心地よさは、マッサージによる肉体的快感だけではありません。

私は手足のマッサージを受けながら、五木寛之氏が『大河の一滴』の中で紹介されている仏教の「悲」の心を考えていました。

「悲」とは、慈悲の「悲」です。サンスクリット語では、「カルナー」というのだそうですが、溜息、呻き声を意味するそうです。人の悲しみを一緒に呻くのです。（中略）

「あなたの気持ちはよくわかるわ。辛いのよねぇ。でも、私にはどうしてあげることもできない……」との思いをこめて、手に手を重ね、肌をさすりながら深い溜息をもらすのです。（中略）ハウト・ケアとはまさに〈悲〉の心の実践、〈慰め〉の実践そのものであり、手を撫で、足をさすられることで、閉ざされていた心の痛みが、セラピストの手の温もりを伝って二分の一、三分の一に拡散していくのだろうと確信しました。

（久賀征哉著『風に吹かれて』海鳥社）

久賀さんの残してくれたこのメッセージに背中を押されて、いろいろな方に「触れること」を続けています。手で触れることは、心と体が一体となって働くので言葉以上のものを伝えられているのかもしれません。

人は本当に苦しいとき、言葉を失っていくといわれます。そんなとき、「触れること」が言霊を運んでくれるのかもしれません。

ハウトケア

傾聴力養成講座を受講しても、私にとってひとの話に耳を傾けて聴くことは大変難しいことでした。この講座の最終試験は、小山さんを患者に見立てて（正真正銘の末期がん患者ですが）、彼女が演じる患者さんの話を聴くことでした。この難関を突破すべく私が考え出したことは、彼女のネイルを塗り替えることでした。いつも真っ赤なマニキュアをしていることを思い出したのです。

試験当日、病室に入った私は一目散で彼女のベッドに歩み寄り「爪を塗り替えさせてください」と言い放った直後から、塗られていたマニュキュアを落とし同じような色のマニキュアを塗りなおすという作業を黙々と続けました。その間、小山さんが何かしゃべっていたのですが、頭を下げ慣れない作業に四苦八苦している私には、うなずくことしかできませんでした。三〇分ほどで終了し、初めて顔を上げたとき、小山さんが小さく「ありがとう」と言ってくれました。泣いているようにも感じました。衝撃でした。私にとって、傾聴できないことの代替策だったマニキュアの塗り替えが、こんなにもひとの心を動かすとは。このことをきっかけに、傾聴できないならこのやり方で、私なりのコミュニケーションを編み出していこうと考えるようになりました。

マニキュアは嗜好性が強いので、どんな方にもと思いついたのがハンドマッサージです。しかし、マッサージに関して知識も技術も持ち合わせていません。そこで、医師で全日本鍼灸学会理事の清水大二郎先生（「ファイナルステージを考える会」世話人）やエステティシャンの友達などと話し合いながら、東洋医学的手法を取り入れたオリジナルマッサージを考案しました。こうして完成したのが「ハウトケア」と名づけた十パターンの手技のマッサージです。

現在、「ファイナルステージを考える会」のボランティア活動の一部門となり、患者さんや家族の方の身体的、精神的癒しの一助になっています。

私にとって「ハウトケア」は、ドラえもんの「どこでもドア」のように、誰とでもつながることができる大切な道具になりました。

心をほどいて

　皆さんは「あしなが育英会」をご存じですか。自死（自殺）、病気、災害、震災、犯罪被害などで親を亡くした（または重度後遺症で働けない）子どもたちに、奨学金を提供したり、心のケアを行っている団体です。

　先日、この会の「遺児の心の傷とケアを考えるシンポジウム」が北九州市で開催されました。そこで、親を亡くした子どもたちが、それぞれの死別体験を話してくれました。

「父は私が中学三年生のとき、自ら命を絶ちました」と話し始めたのは、今春大学に進学したという女子学生でした。亡くなる朝、駅まで送ってくれたこと。夜、無言の電話が鳴り、その後父の死を警察で確認したこと。「ありがとう、ごめんね」とメッセージが残っていたこと。泣き崩れる母を支えなければいけないと思ったことなどでした。

　彼女は父親の死後、なぜ父は自分から死んだのか、私があのとき違ったようにしていれば父は死ななかったのではないかと、ずっとその思いを抱え込んでいたのです。しかし、そのことをだれにも言えず、世界には自分一人しかいない、だれも自分のことをわかってくれないと思っていたそうです。

その彼女が、自分のことを話すことができるようになったのは、あしなが育英会の「つどい」がきっかけでした。同じようなつらい体験を持つ仲間が集まり、心のなかに溜めていたものを語り合う場でした。ここで彼女は、こんな経験をしたのは自分だけじゃないことがわかり、父親のことを初めて語ることができたのです。

お父さんが亡くなってから、それまでとまったく違った「いのちの旅」をどう続けてきたかを、できれば話さず胸の奥深くしまっておきたかったことを、一言ずつ、ゆっくりと話す彼女……。その言葉は、まさに「命のことだま」でした。今は支えてくれる仲間がいる、だから自分もだれかの支えになりたいと結んだ彼女は、将来医師を目指しています。

あしなが育英会（本部）
〒102-8639
東京都千代田区平河町
1-6-8
TEL03（3221）0888
ホームページ
http://www.ashinaga.gr.jp

下手でいい下手がいい

絵手紙を教えてもらうチャンスがめぐってきたのは二週間前のこと。ヘタや葉がついたピーマンやインゲン、トマトなどを画材に、いよいよ開始です。

毛筆を垂直に吊るすように持ち、墨をつけてゆっくりじりじりと画材の輪郭を描きます。「下手でいいんです、下手がいいんですよ。はがきからはみ出すように大きく思い切って描きましょう」という講師のSさんの指導のもと、インゲンを思いっきり大きく縦に描きました。

次は色つけ。墨で描いた輪郭の内側を、薄緑の顔料を溶かして塗っていきます。にじんでしまうと「それはそれで味が出ます」とSさんがにっこり微笑んでくれます。そして、あっという間に絵が完成しました。

Sさんは数年半前、大切な、本当に大切なご主人を腎臓がんで見送りました。それから七カ月後、周りの薦めもあり、勇気を出してそれまで勉強していた絵手紙を教室で教えるようになりました。最初の教え子たちに彼女が語った最初の言葉は、「絵手紙が私を支えてくれました」でした。ご主人が亡くなってから初めて描いた絵手紙は、あちらに逝ったご主人あてだったそうです。大きな和紙に美しい花とご主人への思いがつづられた絵手紙。生徒さんたちは、その美しさと切なさにしばし見入っていました。彼女の講義は続きます。

「絵手紙で本当に大切なのは、絵よりもその絵にどんな文章を書くかなんです」

四季折々に絵手紙でお便りを下さるSさん。そういえば彼女の言葉は、その瞬間の心模様をとらえているようです。

二輪のバラには「Hさん（夫）の大好きな黄色のミニバラ」、咲き誇るコスモスには「風を受け空を見上げて深呼吸」、美しいツバキには「今日も明日も花を咲かそう」などなど。

講習会の終わり、「絵手紙は必ず誰かにお便りとして出しましょう。絵手紙は持っているものではなく、相手に届けるものです」というSさんの言葉に、当日、友人に「インゲン」絵手紙を投函《とうかん》しました。数日たってその友人から返事が来ました。

「初めて書いた割には上手に描けているね、大きなキュウリ」

「下手でいい、下手がいい」。この言葉を口に出しながら、セッセと画材の輪郭を描く練習をしています。

大人になるということ

娘が今年（二〇〇六年）、成人式を迎えました。高校生のころから、「友だちと一緒に、ぜひ成人式に出席したい」と言っていた彼女は、大学入学で実家を離れる際も住民票を移さなかったほどでした。

そんなに楽しみにしているならばと、昨年の三月ごろに思い立って、晴れ着を作ることにしました。周囲からは、「一回しか着ないのだから借りたらいいのに」とか、「成人式とは晴れ着を着るためのものではない」などと、成人式の意味まで再考を促す意見をもらいました。しかし、孫かわいさにおばあちゃんが作ってくれるということになり、昨秋にできあがる予定でした。

おばあちゃんは二年前に乳がんの手術をし、昨年初めには、肝、肺、骨転移の診断を受けていました。そして、夏ぐらいから容態が悪化し、孫の成人式まで生きているのは難しくなっていました。そこで急遽、仕立て上がりを急いでもらい、七月の終わりに晴れ着が家に届きました。

すでに緩和ケア病棟に入院し、あまり食事が取れなくなっていたおばあちゃんに、まるで成人式に出るように正装した孫の着物を見せようと、計画を立てました。八月最初の日曜日、暑い盛りでした。娘は重厚な絹の晴れ着をフーフー言いながら身にまとい、病室に向いました。おじいちゃん、孫二人、夫と私、真ん中におばあちゃんをベッドごと囲んで記念撮影。そして、お寿司でちょっと早い成人のお祝いをしました。言葉があまり出せなくなったおばあちゃんでしたが、着物を触り、「きれいねえ。あなたに着物を作ってあげられて本当によかった」と小さく言って微笑んでいました。

半年ばかり前倒しで成人になった娘ですが、きっと、大人になるということは、いろいろな人に支えてもらって生きているのだということ、それも自分の命が終わろうとしていても、ほかの命が輝くことを祈ることができるものなのだ、ということを実感できるということなのではないかと思いました。

さて、本当の成人式。二度目に着た晴れ着。おばあちゃんはもういませんが、晴れ着に袖を通すたびに、おばあちゃんの愛情を感じながら成長していってほしいと願っています。

一人じゃないという実感

M子と最初に出会ったのは、大学の講師室でした。家族がばらばらで、どうしていいかわからないと、身構えながら相談にきたのがきっかけでした。それから少しずつ話をするようになり、末期がんの患者さんやその家族への「ハウトケア」のボランティアに誘いました。

活動に慣れたころ、彼女は、食道からがんが肺に転移した医師と出会い、亡くなられるまでの約十カ月、ほぼ週一回、ハウトケアのために通いました。

「先に逝くことで、同じ医師たちの『手本』にはなれなくても『見本』ぐらいにはなれるだろう」

そう言って、きちんと自分の病気に向き合っていた彼に、「触れること」で言葉以上のつながり方を会得していった彼女は、最後のころはその医師に、さまざまな相談ができるようになっていました。

彼女が一人でマッサージに出かけたときのことです。「病気の子どもと、どう付き合ったらいいのかわからないんです」と尋ねたら、「傍らでその子の話を聴いているだけのお姉さんでいてください。そしてそっと手を握ってあげて」と言われたそうです。

間もなく、その医師が亡くなり、彼女も卒業して就職しました。それから数年たった今年（二〇〇五年）の初め、ひどい交通事故に遭い、仕事をやめていると連絡を受けました。ちょうどそのころ、小さな弟を亡くしたばかりの小学生の女の子の話し相手を探していたので、彼女に頼んでみると快諾してくれました。一緒に会いに行って、彼女はボランティアを再開しました。

「ピアノを練習したいとのことで、家で一緒に弾きました」とか、「今日はお母さんも誘って、公園に行ってお弁当を食べました」とか、すぐに楽しいメールが届くようになりました。「犬が大好きらしいのですが、私は苦手。どうしましょう」なんてメールも飛び込みます。

あのときの、あの医師の言葉を、そのまま自然体で実践している今の彼女がいます。ただ傍らに寄り添い、「一人じゃないんだよ」と感じてもらう。

医師が逝って、ちょうど六年たちました。

言葉の奥にあるもの

最近みたテレビドラマにつぎのような場面がありました。末期の胃がん患者を、若い医師が診察するときのやりとりです。

「いっしょにがんばりましょう」

と励ます医師に患者が言います。

「先生、もうがんばれないよ」

いのちの終わりを感じている人たちにとって「がんばって」という言葉はどう伝わっているのでしょう。

長年、死の看取りをしているある医師は、病気が進行したおじいちゃんやおばあちゃんの病状を子どもたちに説明するとき「マラソンランナー」の話をするそうです。

「マラソンを走った人はどうしてる?」

「とても疲れて立っているのも大変みたい」

「そうだね。おじいちゃんは今までがんばってがんばってきて、ちょうど今はマラソンを走った人みたいなんだ」
「ふーん」
「マラソンを走った人にガンバレって言うかい？」
「言わないよ。だって疲れているのにそんなこと言ったらかわいそうだもの」
（堂園晴彦著『それぞれの風景』日本教文社）

がんばろうと思ってもがんばれなくなったとき、「がんばって」という言葉は本来の意味から遠く辛い言葉となってしまいます。いのちが終わろうとしていることを感じている人の側でできることは、その思いに寄り添うことしかないのかもしれません。

堂園医師は「じゃあ何て言ったらいいの？」という子どもの問いかけに「『おだいじに』っていうのがいいかな」と答えています。

テレビドラマの患者は、主治医の「だいじょうぶですよ」という言葉にニッコリうなずいていました。

大切なのはその言葉の奥にある相手を思うやさしさなのでしょう。自分はどうすることもできないけれど、その人のことを思っている、心配しているということを伝えられればいいのかもしれません。

「聴く」という確かな出来事

学生たちと一緒に、毎月定期的に総合病院の小児病棟を訪問しています。そこでは、長期に入院している幼児や厳しい病状の子どもたちが、治療を受けながら生活しています。そういった子どもたちと、ゲームやトランプをして遊んでいるのですが、親しくなるにつれ子どもたちが、いろいろな言葉を学生に投げ掛けてくるようになりました。


「お姉ちゃん、いくつ？」

「十八歳」

「ふーん。いいね、十八年も生きられて」

「……」


「僕の顔わかる？」

「もちろん。でもどうしてそんなこときくの？」

「だって、薬の副作用で変になっているでしょ？　僕の顔」

「……」

すべて「……」は、学生たちの言葉にならない、しかしうなずいたり、首をふったり、にっこりしたりしているところです。学生たちは「……」の後、決まって「何もしてあげられない。ただ、聴くことしかできない」と言います。命にかかわる重大な病気に直面している子どもたちの状況を、私たちではどうすることもできません。私たちは「……」のところに何も言葉を入れることができず、聴いているだけなのです。

訪問し始めて今年（二〇〇一年）で三年になりましたが、最初のころ、私たちはこのことに悩んでいました。でも、最近やっと「……」はこのままでも良いと考えるようになりました。

「聴く」ということは、何もしないで耳を傾けていることではない、「言葉を受け止める」という確かな出来事だと思えるようになったからです。子どもたちの話を「聴く」ことで、彼らの思いに微力ながら添うことはできるのではないかと。

私たちができることとは、子どもたちの話を聴くことなんだと思う。子どもたちが思っていること、考えていること、もしかしたら医療者や親に言えないことがあるかもしれない。そんなことを話せるような環境づくり、遊びを通して子どもたちの話を聴くことが、私たちのできることだと思う。

（学生の活動日誌より）

心をとなりに置いて

本格的な受験シーズンを迎え、わが家でも浪人中の息子にさまざまな叱咤激励の言葉が飛びます。「根性出してがんばれよ」「やればできる、がんばれ」「あと少しがんばればいいのよ」などなど。息子は黙り込むか、苦笑いをして部屋に引っ込みます。

最近、「がんばって」という言葉を使うことを控える方が良い状況がある、と指摘されるようになりました。がんばろうと思っても、がんばれなくなった人たち、またがんばってきたけれども、もうこれ以上がんばれない人たちにとって、「がんばって」という言葉は本来の意味から遠くつらい言葉となってしまうというのです。

Fさんは、乳がんから複数の臓器に転移し、余命六カ月と告げられている女性。彼女と話しているとき、この「がんばって」の話になりました。「ドクターもナースもほかの人も、私のことをわかってくれていて、『がんばって』って言わなくなった。でも、このごろ、すごく気になる言葉があるの。それは『お大事に』って言われること」。

私は内心びっくりしました。「がんばって」と言えない状況のときに、この言葉をよく使っていたからです。

「私には、『お大事に』は『がんばって』と同じぐらいつらい言葉なの。特に医療者ではない人から言われるときにね」

私たちは「がんばって」という言葉の代わりに、安易にその場をやり過ごす言葉を使っているような気がします。いつでも使える便利な言葉は、ともすれば三人称的で相手に向き合わない言葉なのかもしれません。

まして医療者ではない私たちが使う「お大事に」は、自分の存在が「ふつうのひと」としてではなく、「看護されるべきひと」として取り扱われていると感じられるのかもしれません。

「じゃあ、何て言ったらいい？」と思い切って聞いた私に、彼女は教えてくれました。

「私だったら『また会おうね』がいいな」

わが家の受験生にも、ついでに尋ねました。彼の答えは「今夜の晩ご飯、何が食べたい？」でした。

心が通い合う言葉とは、案外、日常のなにげないやり取りのなかにあるのかもしれません。

言葉が伝えるもの

大学病院の小児科に医療保育ボランティアとして通い、子どもの傍で見守っている母親たちの話を聴くうちに、普段私たちが何気なく使う言葉が、病棟では何か違う響きを持つことがあると感じるようになりました。

例えば、「がんばって」は、深夜二時間おきに起きて世話をし、食欲がないからと必死でわが子の好物を準備する母親には、「まだ、やれることがあるでしょう」という責めの言葉に。また何気ない「だいじょうぶ?」が、点滴を踏まないように細心の注意を払いながらわが子と同じベッドに寝起きしている母親には、フッとやさしく肩に手を置かれた感覚となって残る言葉に、と……。

そこで、母親たちに「言われてうれしかった言葉」「言われて悲しかった言葉」の聞き取りを試みました。深刻な病気を持っていない私たち、重い病気の子どもの母親ではない私たちは、子どもの病気によって研ぎ澄まされたお母さんたちの感性に、しっかり耳を澄ませるしかないからです。

集められた言葉は様々でした。「言われてうれしかった言葉」には、医療従事者や周りの人への尊敬やちょっとした配慮への感謝、そして、同じ闘病仲間のお母さんへの信頼、家族への深い思いなどがたくさんちりばめられていました。「言われて悲しかった言葉」は、病気の子どもと一体化した母親の不安や不満をわかってもらえないつらさ、切なさが記してありました。

不思議だったのは、同じ「言葉」が、一人のお母さんには「うれしかった言葉」として受け止められており、別のお母さんには「悲しかった言葉」として刻まれていることです。まさしくお母さんたちは、言葉そのものを聴いているのではなく、その言葉を通して、自分たち親子のことをどのくらい思ってくれているのかを聴いているのです。

「言葉」は言葉自体の意味よりも、発する人の心の在りようとして響いているのです。

いつもどこかで

二〇〇五年元日の夜、娘に誘われてMISIAのコンサートに出かけました。福岡で長く暮らした実力派シンガーの彼女。中盤、「冬が誕生日の人！」との彼女の問いに、手を挙げて応えるファン。すかさず「春が誕生日の人！」「オー！」「じゃあ、夏が誕生日の人！」「オー！」。そして「秋が誕生日の人！」「オー！」「みんな手を挙げてくれたよね。毎日、きっと、誰かの誕生日」。そう言って、「Birthday Cake」という新曲を歌ってくれました。

当たり前のことのようですが、自分の誕生日は意識しています。しかし、毎日、どこかで、知らない誰かが誕生日を迎えているんだという感覚は忘れがちです。彼女は私たちに、毎日、どこかで、だれかが、命を重ねていることを気づかせてくれました。

ここ数年来、保育の学会で問題となるテーマの一つが、「気づかない子ども」です。隣で泣いている友達がいても、どうしたのとそばにかけ寄らず、自分の遊びを続行する子どもが増えているようです。大人も子どもも何か大切な機能をなくしているのでしょうか。

精神医学者である神田橋條治氏は、哺乳動物として人間が本来、内にもつ天然のパターンは、他者の不幸に際し、寄り添い助けようとすることだと述べています。車にはねられて息絶えているネコに、もう一匹のネコが寄り添うようにしきりになめている光景を見て、彼はそれがわかったと言います。ところが、ヒトは、知恵を育てる過程でその天然のパターンを不活性化してきたのだと。

私たちは、まずその天然のパターンを再活性化させることから始めなければならないのでしょう。本来持っているものであったとするならば、呼び起す術が必要になります。神田橋氏は五感を使って「感じる」能力、具体的には、日常生活のなかで場の雰囲気を感じること、場の流れを感じること、場のなかでの自分の心身の流れを感じることがたいへん重要だと記しています。

それが、どこかで、誰かが、誕生日を迎えているのだという、他者の命への気づきにつながるのかもしれません。

人生の折り返し地点

　訪問看護師をしているMさんとは、数年前に末期がんの患者さんの家で知り合いました。その後、彼女が私と同じボランティアグループで活動するようになり、話す機会も増えました。そこで分かったことは、同い年であることでした。彼女と話していると、生活していた場所や環境はまったく違っていても、話題にうなずく所や、興味が同じだったりすることに気づきます。きっと幼いころ、多感な思春期、そして大人になってからと、それぞれの時期に起った出来事に同じ強い印象を持ち、同じ時代からの価値観を受け取り、同じような流行歌を聴き、同じものを観てきたからでしょう。

「大阪の万国博覧会行ったよ」「そうそう、中学一年生だったよね」「高校のとき、男子に『今日はおとなしいね、病気？』っていわれるくらいうるさかったらしい」「ワカルワカル」。話していると、自分のそのころがいきいきと思い出されます。

　彼女は、ずっと看護師を続けていたわけではありません。結婚し、子育てのためにいったん家庭に入りました。本来なら仕事に復帰するとき、そのブランクがハンディになるのですが、彼女の場合、家庭のなかで育んだ経験を生かし、現在は、最期まで慣れ親しんだ家で過ごしたい患者さんを支える、訪問看護師の仕事を率先して行っています。家の持つ大切な機能を、自らの体験で熟知している彼女ならではの看護を見つけたのです。

新聞による数年前の世論調査で、日本人の八割が「自分たちの子どもは、自分が生きた時代より悪い時代を生きる」と回答したそうです。彼女とお互いの子どもの話をしても同じように実感しています。確かに、私たちの世代は、今より自分の未来に希望を持って過ごしてきたように感じます。「生きていることは楽しい、わくわくすることだ」と思える場面がありました。

二人とも今、五十歳を目前にして、折り返しの人生をどう生きていくかを考えることが多くなってきました。彼女の地に足がついた看護のように、少しずつかもしれませんが、子どもたちが将来にやりがいや楽しみを持つことができる世界を自分の持ち場でつくっていけたらと考えています。

医療社会学

小山さんの生き方に触れ、学んでいた社会学のフィールドを「教育社会学」から「医療社会学」へシフトすることになりました。「医療社会学」とは、健康と病気、保健や医療という現象を取り扱う社会学です。そもそも、社会学は、特定の領域を対象とするほかの社会科学（例えば経済学など）と違い、社会の現象すべてが対象領域になるという特徴を持っています。それは、社会学がその対象そのものより、その背後にある人間の思いやふるまいから、その社会現象を説明しようとする学問だからです。そして社会学の大きな特徴は、常に当たり前とされている社会のあり方に、個人として疑問を提示するという経験の学だということです。

「医療社会学」を学び始めてまず出合ったのが、パーソンズの「病人役割」論でした。パーソンズは、「病気」を社会からの逸脱と捉え、「医療」を、社会的役割を遂行する為に必要な能力を回復させることを目指す、社会統制のひとつと考えました。その理論のなかで、病気になった人は、医療というシステム内で「病人役割」という、権利と義務からなる行動パターンに規定されていると説明します。病気になると、仕事など通常の責任を免除され、回復するまで保険などの補助を受けながら治療を受けることができます。その代わり、できるだけ早く良くなるような行動、例えば治療に専念する、医療者の協力を仰ぐなどが求められるというのです。

この考え方は、その後、回復可能な急性期の疾患にしか適合しないということや、慢性疾患を「逸脱」とすることへの疑問、医師の過度の優越など、さまざまな批判を受けることになります。特に、彼の理論が当てはまらない医療として考えられたのが、「老人医療」と「ターミナルケア」でした。社会へ復帰できない、つまり、治癒が難しい人々に、この理論は何も貢献できないとされたのでした。

しかし、私の父は、末期がんの告知を受けてからも、つまり治癒が難しい患者となってからも、全面的に医療と切り離すことができない生活を送っていました。社会へ復帰できないだろうと予測されていても、「病人役割」を順々に遂行していたのです。

病気になるまで、自ら選択し生きてきた父の生活は、「がん」に罹患したことで急変してしまいました。日々の生活のみならず、これからの生き方や、今まで積み上げてきた経験や実績についても、担当医師の判断や、いわゆる日本の「がん治療」というフィルターを通して考えなければいけないようになりました。その為に、人が生を受け人生を送り、その先に死をもって完結するという、連続した父の物語としての主体性が崩れたように思います。

なぜ、がんになったということだけで、こんなに人生が一変してしまうのだろう。医療社会学を学び始めてわかったのは、高度に進んだ医療のなかで、自分のいのちを医療従事者という専門家集団に委ねてしまった私たちの姿でした。自然の摂理として「生命に終わりがある」ことを実感していない、現代人の問題でした。

そんななか、小山さんは違っていました。早々に「病人役割」から降板した彼女は、自分で治療を選択し、医療にすべてを委ねない生き方を選び取っていました。生あるうちに死をみつめ、悔いのない「自分の死に方」を思うことが、生きている「今」にさらに深い意味を持たせると確信していたようで、「自分の命の終わり方を自分で決める」という患者の視点を持っていました。

そのためには情報が要ります。小山さんを始めとする「ファイナルステージを考える会」の仲間たちで、情報本を作ることになりました。『余命6カ月から読む本』というタイトルで、一九九七年に発刊しました。私は、福岡県の医師、看護師の意識調査を実施・分析し、分担執筆しました。アンケートに答えた医師の六割が「末期がんの告知」を行っていましたが、「告知」の手順を問うた設問には、「まず家族に伝えてから本人に」が七割でした。二〇〇三年に厚生労働省が実施した終末期に関する調査等検討会報告書でも、患者の意思能力、家族の状況や気持ちを踏まえて、誰に説明するのが適切かを判断しながら説明する、という医師が四割を超えていました。がんという病で日本人の三割強の人が亡くなっている現代、あまりにも自分のいのちのファイナルステージが、自分以外のところで取り扱われている現実に驚きました。

現在、大分大学で医療社会学の講義をしていますが、大学生にこの末期がんの告知の問題を問うと、自分が末期のがん患者になった時には、ほぼ一〇〇パーセントすべてをきちんと自分に教えてほしいと言明します。しかし、「両親や兄弟への告知は」との問いには、その数が半減します。「うちの父はがんと聞いただけでショックが大きく病気が進んでしまうかもしれないので本当のことは言わない」、「妹はまだ十代と若いので知らない方が幸せだと思う」などなど。十年前に調査した医師の「まず家族に伝えてから本人に」という告知のやり方と今でも符合しています。

小山さんは、自分でコーディネイトする終末期の生き方についてインタビューを受けたとき「今は新しい風かもしれない。でも良いときに吹けばきっと大きな流れになる」と答えています。社会学の醍醐味である、人間の思いやふるまいからその社会現象を説明しようとすること、当たり前とされている社会のあり方に疑問を提示すること、こういった手法を用いて、私も小さな風を吹かせてみたいと思っています。

あとがき

「命のことだま」は二〇〇〇年九月から「西日本新聞」に月に一回のペースで書き始めました。きっかけは、当時西日本新聞社監査役だったＩさんのところへ、ボランティアで始めたばかりのマッサージをしに行ったことでした。

出会ったとき、Ｉさんはすでに近づいている自分の死を、あるときは心配しながらも温かく見守っている家族の立場で見つめ、あるときは責任ある仕事をきちんと整理する冷静な立場で見つめていました。

症状が進んでも、傍らにいる奥様にいつも笑顔で話しかけ、モルヒネを飲みながら、亡くなる四週間前まで職場に足を運んでいました。ホスピス病棟に入院したとき「ここから退院した初めての患者になる」と決意表明をされていたのを思いだします。自分の死を、どうしてそんなに柔らかなこころで受け止められるのか不思議でした。

それから、「いのちをテーマに書いてみませんか」と新聞社からチャンスをいただきました。さまざまな人との出会いから、たくさんのいのちの最期に触れ合うことになりました。末期のがんの患者さん、難病の子どもたち、そして、そのいのちを見送り見守る家族や医療従事者の人たち。そのときの文章を読み返すと、逝ってしまったいのちがそこでは息づいているのを感じます。

たくさんのエピソードを言葉として表現してわかってきたのは、いのちが終わるという悲しみは、実は言葉ではとらえきれない底知れない深さを持っているということ、それでも人はその深淵で支えあって、いのちを紡いでいるということでした。

七年前、Iさんが教えてくれたのは、深淵で自分が誰かに支えられていると感じられると、つまり周りの人からの言葉が「ことだま」として感じられると、死は意味を持って受け止めることができるということだったのかもしれません。

Iさんとの出会いに感謝し、このコラムで出合わせていただいた、たくさんの「ことだま」をこの身の糧とし、かけがえのないひとたちから支えてもらっているんだと感じられる自分を育てていこうと思っています。

最後に、毎回、新聞のコラムに私の文章が出る度に、美しい絵葉書を描いて送ってくださった道下京子さん、なかなかはかどらない私の文章につき合ってくれた海鳥社の柏村美央さん、美しい表紙で本書を飾ってくれた矢野由紀子さんに感謝の気持ちを記します。そして、昨年三月、悲しい別れをしなければならなかった私の妹、黒崎裕子にこの本を捧げます。

岩崎瑞枝

平成十九年一月十九日

◆ファイナルステージを考える会
連絡先＝TEL092-502-6767　清水クリニック内
〒811-1311　福岡市南区横手２－８－７
http://www3.ocn.ne.jp/^final/

◇麦の会・ひまわりの会・いのちの教育研究会へのお問合せは、上記「ファイナルステージを考える会」までご連絡ください。

岩崎　瑞枝（いわさき・みずえ）1979年，早稲田大学教育学部教育学科卒業。その後結婚，出産を経て，1990年，福岡教育大学大学院教育学研究科修士課程修了。2005年，久留米大学大学院医学研究科博士課程修了。現在，独）科学技術振興機構社会技術研究開発センター「脳科学と社会」研究開発領域研究員，大分大学医学部看護学科・久留米大学医学部看護学科・第一薬科大学の非常勤講師を務める。医学博士，健康心理士。「ファイナルステージを考える会」代表世話人。

命《いのち》のことだま

■

2007年3月12日発行

■

著　者　岩崎　瑞枝

発行者　西　俊明

発行所　有限会社海鳥社

〒810-0074　福岡市中央区大手門3丁目6番13号

電話092(771)0132　FAX092(771)2546

http://www.kaichosha-f.co.jp

印刷・製本　大村印刷株式会社

［定価は表紙カバーに表示］

ISBN978-4-87415-632-2